FITNESS

Federleicht!

MARION DEUCHARS

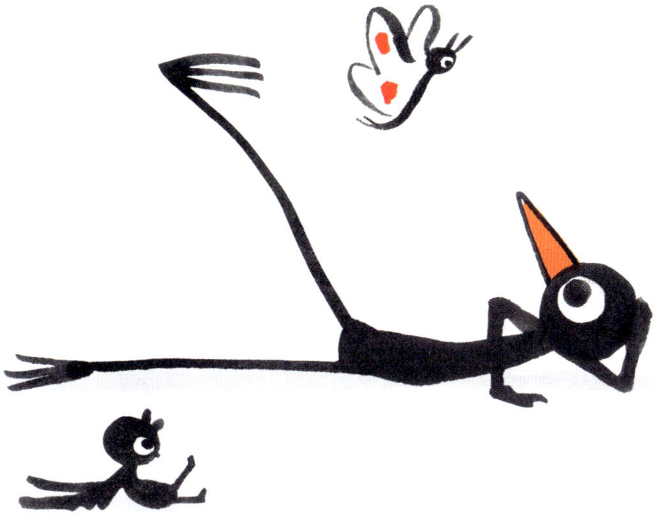

MIDAS

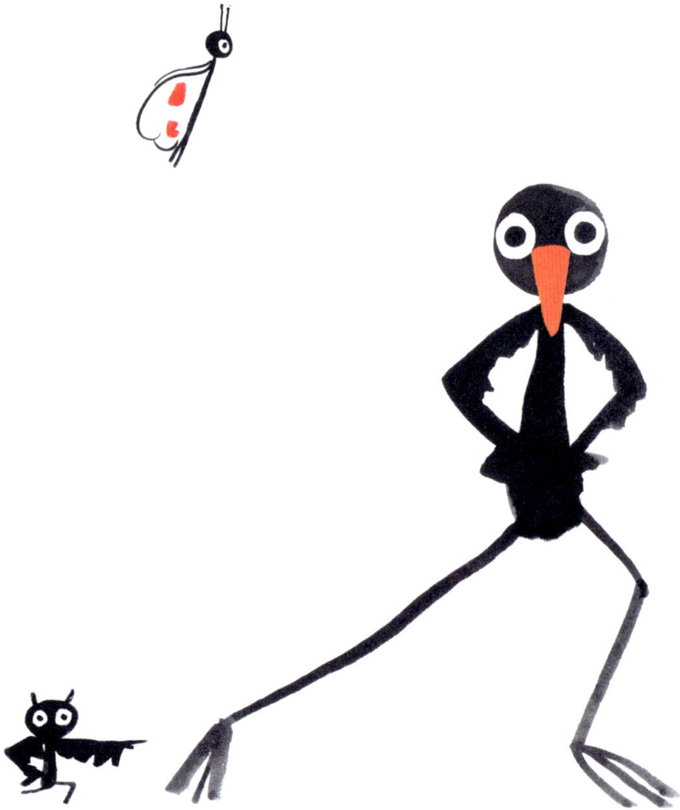

FIT SEIN - EIN LEBEN LANG

Früher war ich mit leichten Übungen zufrieden, die sich zwar gut anfühlten, aber mein Herz nicht wirklich zum Rasen brachten. Aber eines Tages habe ich festgestellt, dass ich beim Treppensteigen oder wenn ich dem Bus hinterherlaufen musste, außer Atem geriet. In dem Moment wurde mir klar: Ich muss etwas ändern. Keine großen Ziele, kein Gewichtsverlust - ich habe mich einfach nur entschlossen, mich jeden Tag und für immer sportlich zu betätigen.

Ein langes Leben allein reicht mir nicht: Ich will lange leben und gut leben. Ich möchte mich bücken und eine Blume pflücken können - und dabei nicht umfallen. Ich möchte genug Energie haben, um neue Dinge in Angriff zu nehmen, und ich möchte mich stark fühlen.

Ich hoffe, dass dieses Buch dir auf deiner Fitnessreise helfen wird. Es ist für Menschen aller Altersgruppen und sportlichen Fähigkeiten geeignet. Denke daran: Es ist nie zu spät, mit dem Training zu beginnen. Etwas zu tun ist besser, als gar nichts zu tun.

* Konsultiere einen Arzt, bevor du ein neues Trainingsprogramm beginnst.

AUSSTATTUNG

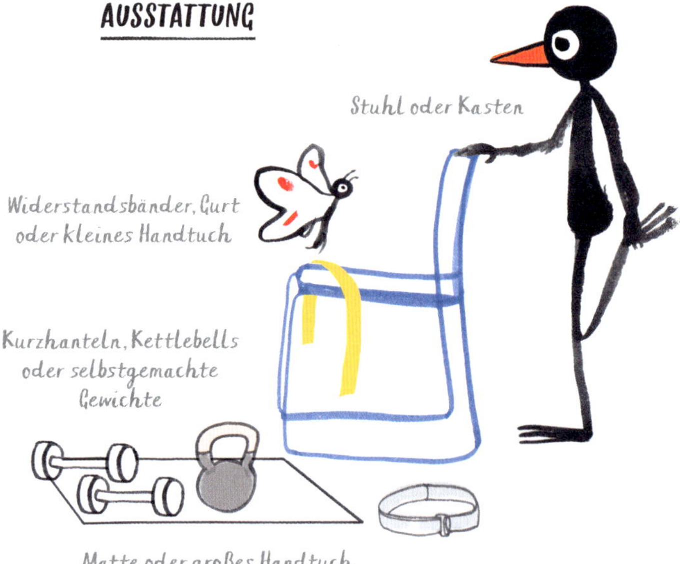
Stuhl oder Kasten
Widerstandsbänder, Gurt oder kleines Handtuch
Kurzhanteln, Kettlebells oder selbstgemachte Gewichte
Matte oder großes Handtuch

INHALT

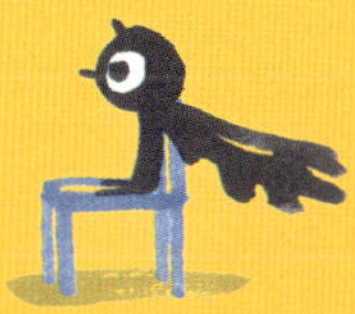

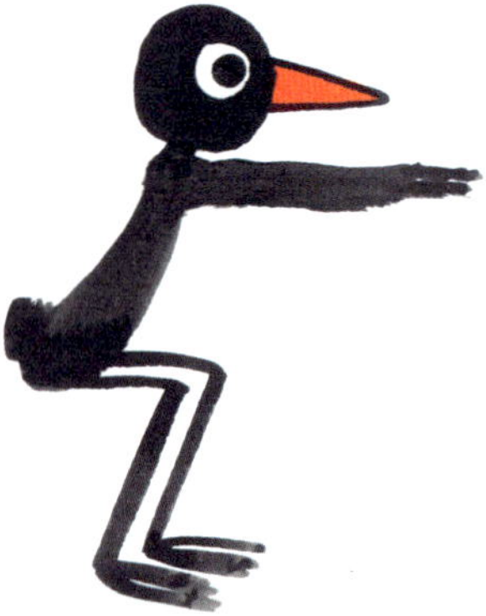

1. KNIEBEUGE

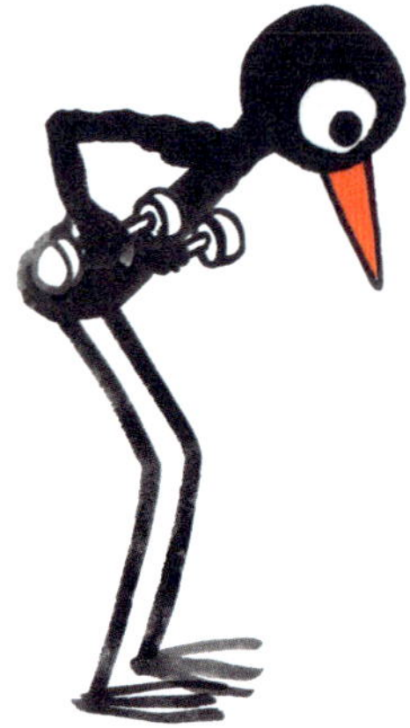

2. ZIEHEN UND STRECKEN

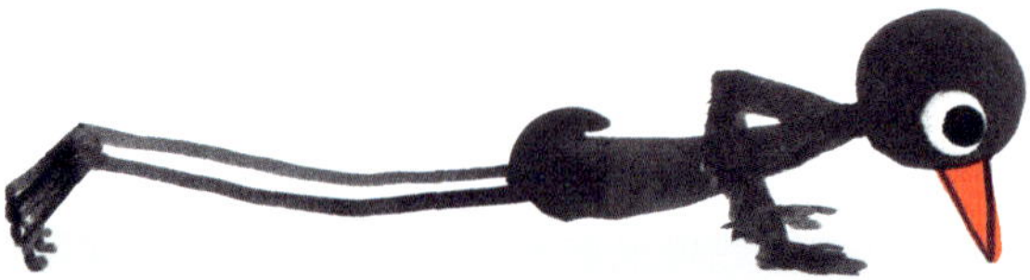

3. DRÜCKEN

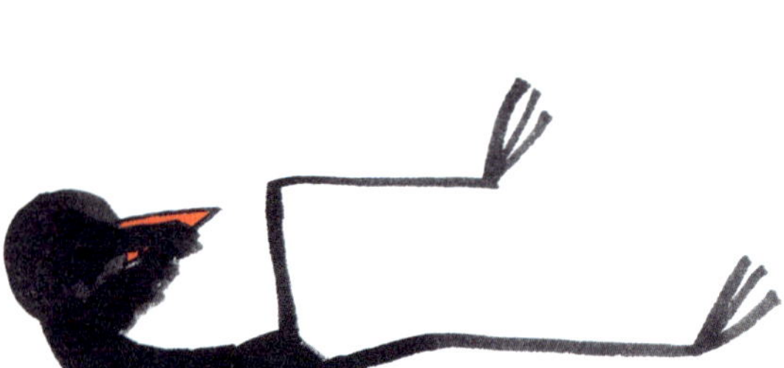

4. DREHEN

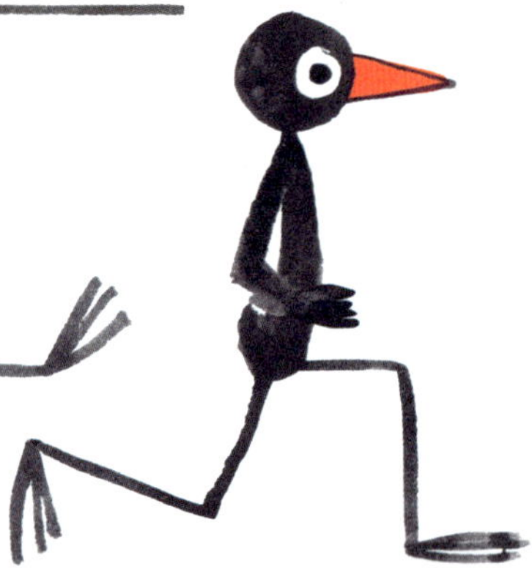

5. AUSFALLSCHRITT

DIE SIEBEN GRUNDBEWEGUNGEN

Diese Grundbewegungen spiegeln unsere alltäglichen Aktivitäten wider: das Tragen von Lebensmitteln, das Öffnen von Türen oder das Greifen in einen Schrank. Deshalb sind sie das Herzstück vieler Übungen in diesem Buch.

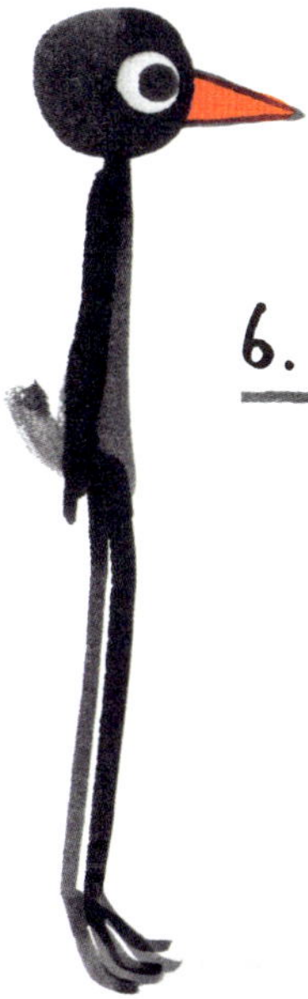

6. GEHEN

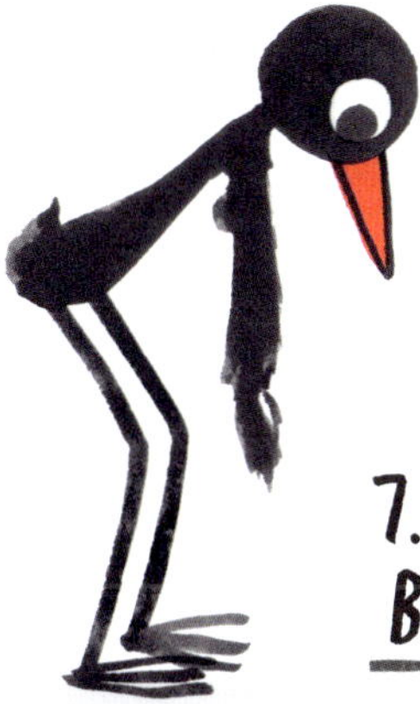

7. HÜFT-BEUGEN

1. KNIEBEUGE

Kniebeugen trainieren die großen Muskelgruppen der Oberschenkel, des Gesäßes und des unteren Rückens. Wenn du sie regelmäßig machst, fühlst du dich stärker und wirst beweglicher.

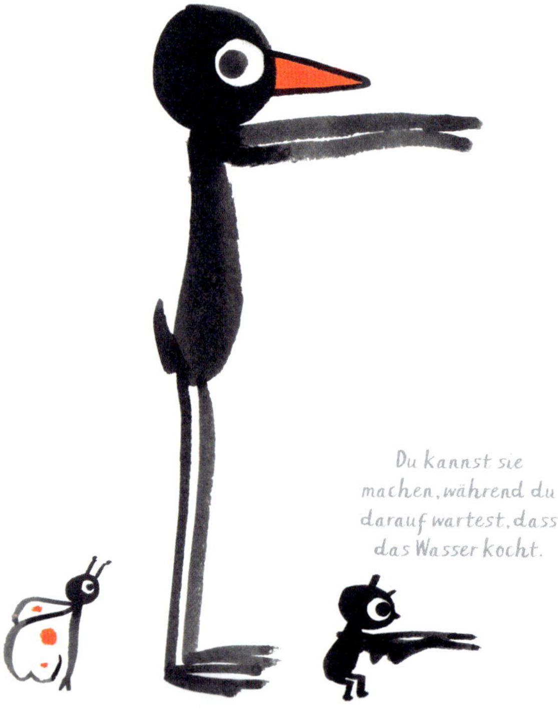
Du kannst sie machen, während du darauf wartest, dass das Wasser kocht.

EINFACHE KNIEBEUGE

ANGEHOBENER KOPF UND WIRBELSÄULE BILDEN EINE LINIE, DEINE FÜSSE STEHEN HÜFTBREIT AUSEINANDER. BEUGE DIE KNIE UND BEWEGE HÜFTE UND PO NACH HINTEN WIE BEIM HINSETZEN. LASSE DIE KNIE ÜBER DEN ZEHEN. SPANNE BEIM HOCHKOMMEN DAS GESÄSS AN.

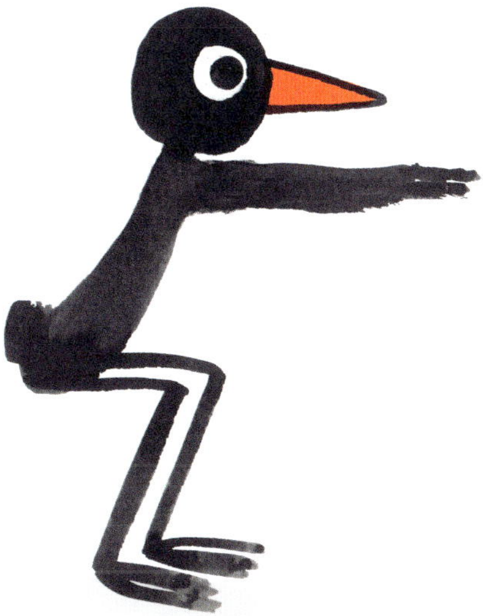

2. ZIEHEN UND STRECKEN MIT HANTELN

Mit kleinen Gewichten trainierst du Rücken, Schultern, Oberarme, Unterarme und Oberschenkelmuskulatur. Zug- und Streckübungen sorgen für ein ausgewogenes Training.

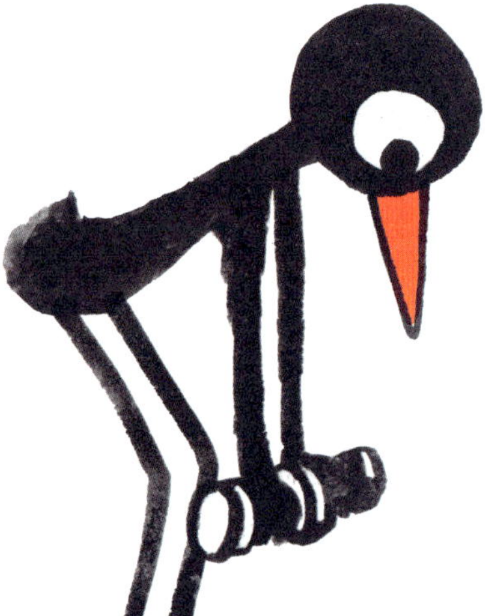

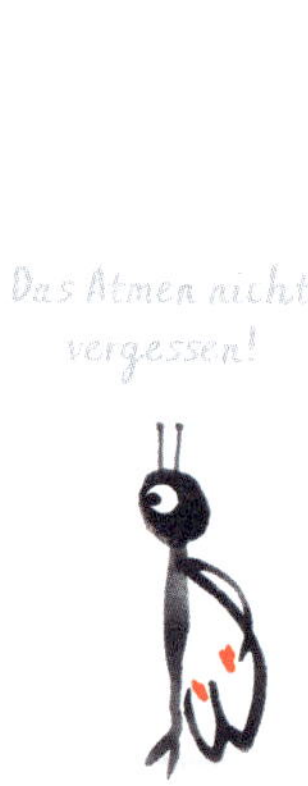

VORGEBEUGTES RUDERN

BEUGE DICH MIT FLACHEM RÜCKEN AUS DER HÜFTE NACH VORN. HALTE DIE KURZHANTELN NACH UNTEN UND ZIEHE DIE ELLENBOGEN EINATMEND NACH HINTEN. ATME AUS, WÄHREND DU DIE ARME WIEDER ABSENKST. WIEDERHOLE DIE ÜBUNG.

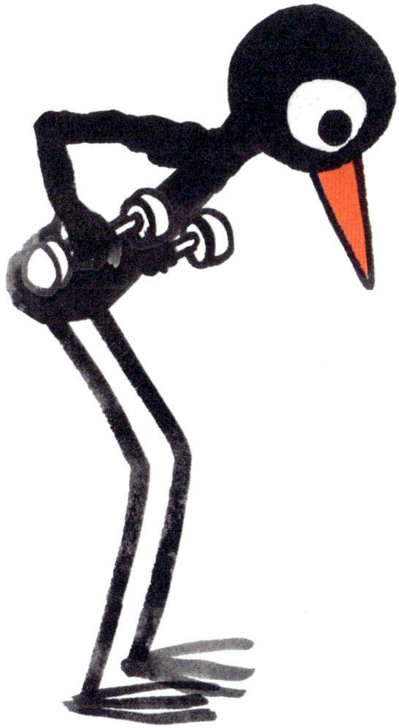

3. DRÜCKEN

Wenn du Gewichte mit den Armen drückst, trainierst du Brust, Schultern und Oberarme. Beim Drücken mit den Beinen wird der gesamte Unterkörper trainiert.

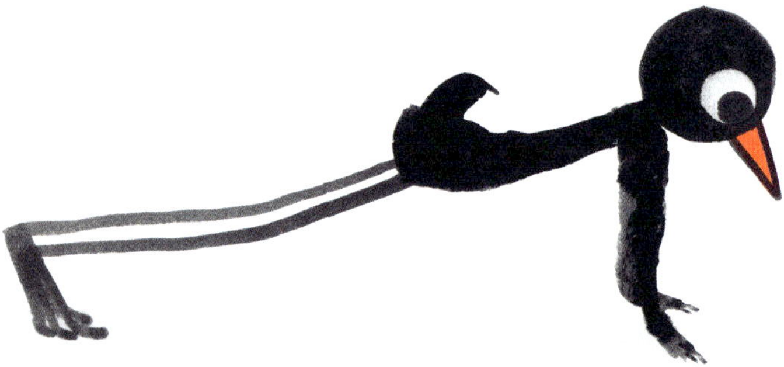

LIEGESTÜTZ

STÜTZE DIE HÄNDE SCHULTERBREIT AUF UND STRECKE DIE BEINE NACH HINTEN. DER KOPF BILDET EINE LINIE MIT DER WIRBELSÄULE. SENKE DIE BRUST ZUM BODEN UND ZIEHE DABEI DIE ELLENBOGEN NACH HINTEN. DRÜCKE DEN KÖRPER DANN WIEDER NACH OBEN. WIEDERHOLE DIE ÜBUNG.

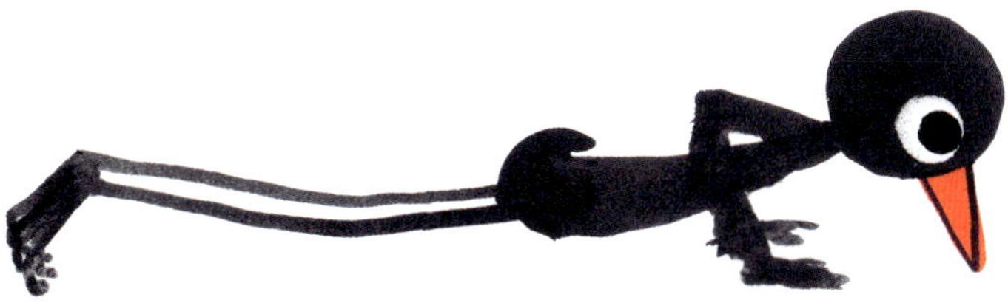

Du kannst dich auch auf den Knien abstützen.

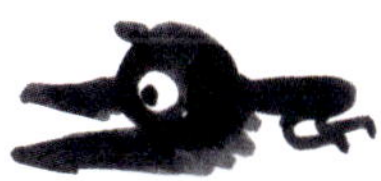

4. DREHEN

Bei Rotationsübungen drehst du hauptsächlich den Oberkörper. Drehungen machen den Körper beweglicher und helfen bei alltäglichen Aufgaben und beim Sport.

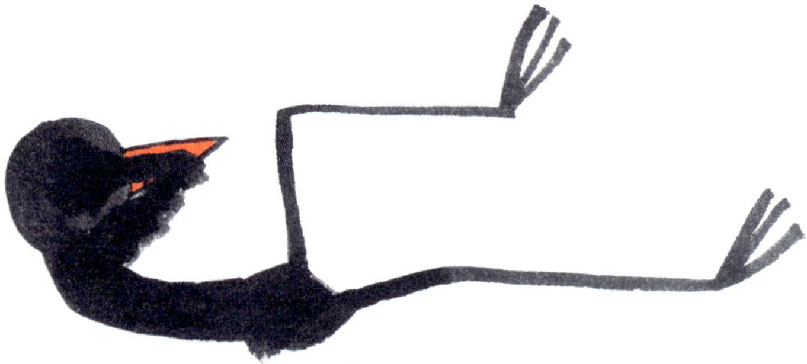

Wechsele die Seiten, als ob du in die Pedale eines Fahrrads treten würdest.

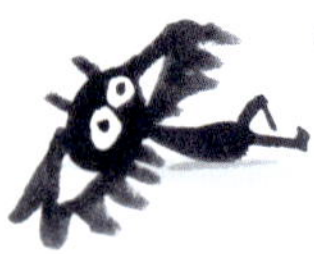

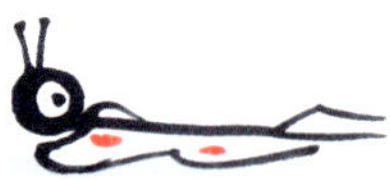

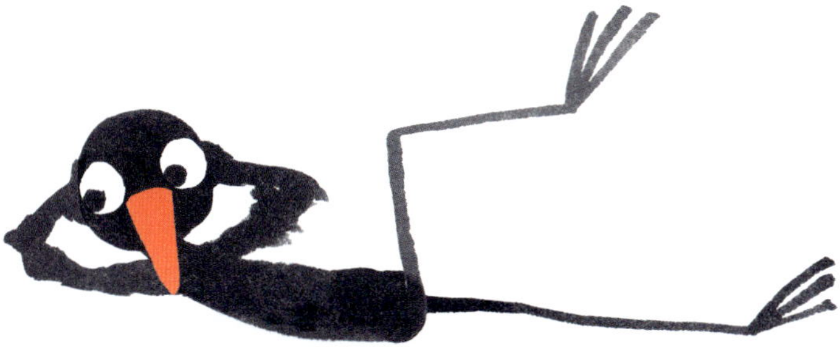

FAHRRAD-CRUNCHES

LEGE DICH AUF DEN RÜCKEN UND HALTE DIE HÄNDE HINTER DEM KOPF. HEBE DIE SCHULTERN AN UND ZIEHE EIN KNIE ZUR BRUST. ZIEHE DABEI DEN GEGENÜBERLIEGENDEN ELLENBOGEN IN RICHTUNG KNIE. WIEDERHOLE DIE ÜBUNG UND FÜHRE DAS ANDERE KNIE MIT DEM ANDEREN ELLENBOGEN ZUSAMMEN.

5. AUSFALLSCHRITT

Vorwärts-, Rückwärts- oder Seitwärtsschritte mit einem Bein formen und kräftigen den Unterkörper und fördern das Gleichgewicht und die Beweglichkeit.

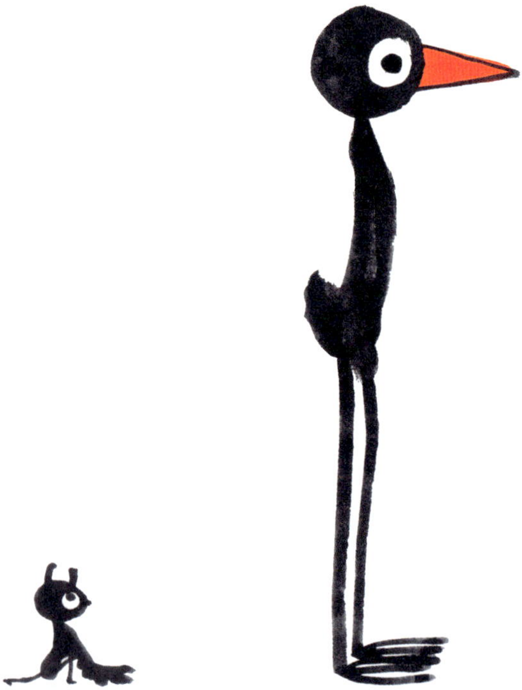

AUSFALLSCHRITT NACH VORN

STRECKE DAS RECHTE BEIN NACH HINTEN UND BRINGE DAS LINKE KNIE IN EINEN RECHTEN WINKEL. LEGE DIE HÄNDE AUF DIE HÜFTEN ODER IN DIE TAILLE. BEWEGE DAS HINTERE BEIN NUN IN RICHTUNG BODEN. FÜHRE DIE ÜBUNG MIT DEM ANDEREN BEIN AUS UND WIEDERHOLE SIE.

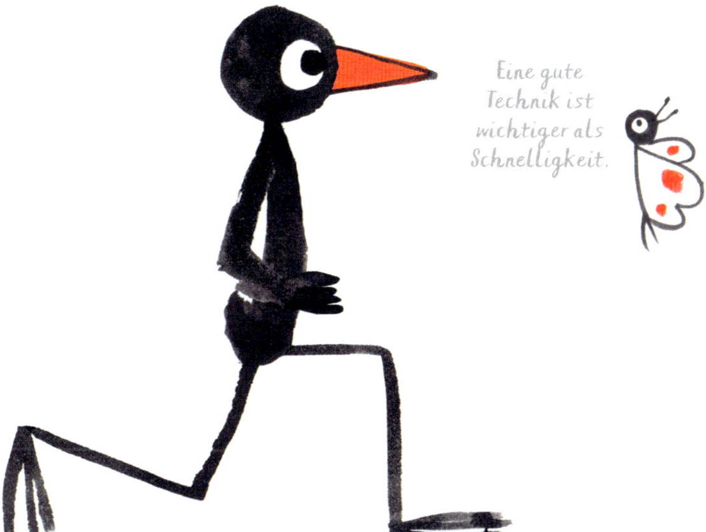

6. GEHEN

Gangübungen stärken die Muskeln und verbessern die Stabilität, die Beweglichkeit und die Art und Weise, wie du gehst und läufst.

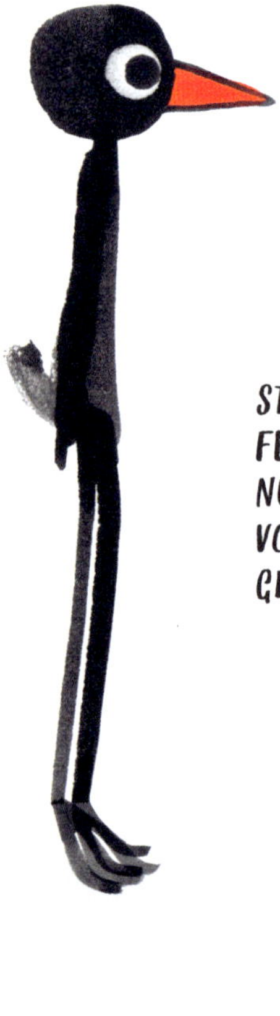

ZEHENGANG

STEHE AUFRECHT UND HEBE DIE FERSEN VOM BODEN AB. GEHE NUN AUF DEN ZEHENSPITZEN VORWÄRTS UND HALTE DAS GLEICHGEWICHT.

Auf Zehenspitzen

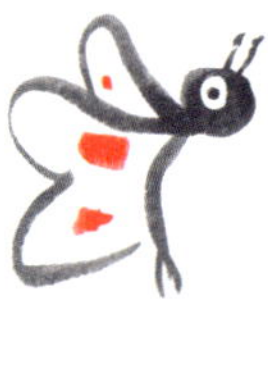

7. HÜFTBEUGEN

Das Beugen der Hüfte mit geradem Rücken wird als Scharnierbewegung bezeichnet. Sie trainiert Rücken, Gesäß und Kniesehnen.

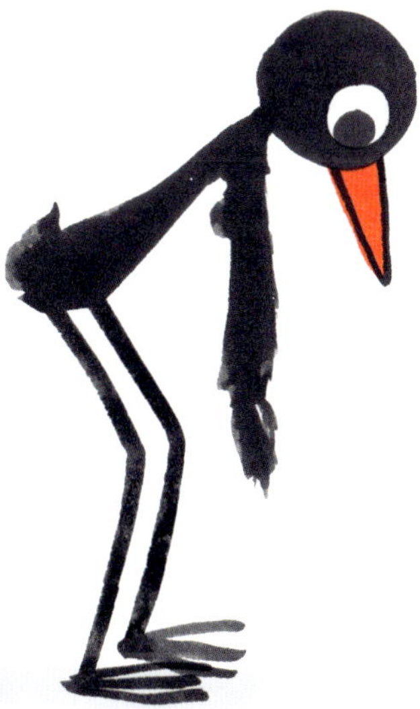

KREUZHEBEN

FÜSSE HÜFTBREIT AUFSTELLEN. BEUGE DICH AUS DEN HÜFTEN NACH VORN. HALTE DABEI DEN RÜCKEN GERADE. SENKE DEN OBERKÖRPER SO WEIT AB, BIS ER PARALLEL ZUM BODEN IST. KEHRE DANN ZUM AUSGANGSPUNKT ZURÜCK. DIE KNIE BLEIBEN LEICHT GEBEUGT.

Probiere die Übung mit einem Gewicht aus.

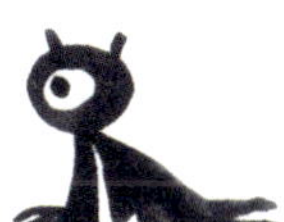

Das tut gut,
wenn du
viel sitzt.

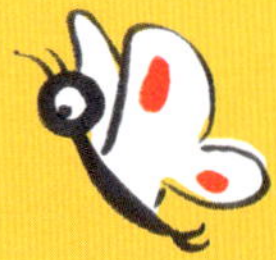

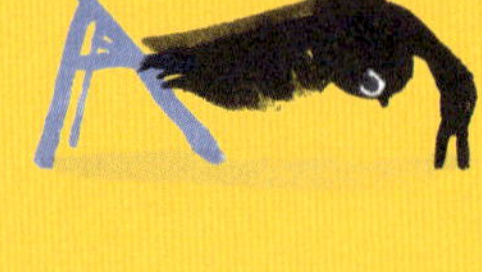

ÜBUNGEN FÜR MEHR

FLEXIBILITÄT UND BEWEGLICHKEIT

Flexibilitäts- und Mobilitätsübungen helfen dir, dich besser zu bewegen. Wenn du deine Gelenke gesund hältst und deine Muskeln dehnbarer machst, verringert sich das Verletzungsrisiko und der Alltag wird leichter.

VORWÄRTSBEUGE

STELLE DICH MIT DEM GESICHT ZU EINEM STUHL, DIE FÜSSE STEHEN HÜFTBREIT AUSEINANDER. BEUGE DICH AUS DER HÜFTE NACH UNTEN UND LEGE DIE HÄNDE AUF DIE SITZFLÄCHE DES STUHLS. HALTE DEN RÜCKEN FLACH. HALTE DIESE POSITION EINE WEILE UND RICHTE DICH DANN LANGSAM WIEDER ZUM STAND AUF.

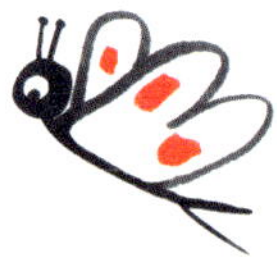

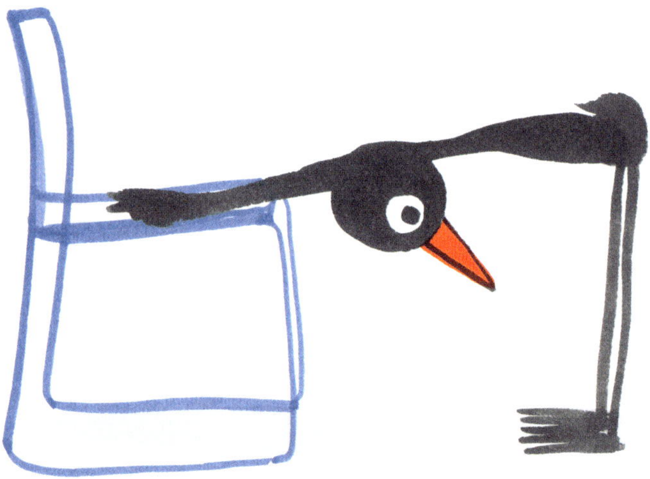

OBERARMDEHNUNG

HEBE EINEN ARM ÜBER DEN KOPF, BEUGE DEN ELLENBOGEN UND ZIEHE DIE HAND ÜBER DEN RÜCKEN NACH UNTEN. DRÜCKE NUN DEN ELLENBOGEN MIT DER ANDEREN HAND SANFT NACH UNTEN. WECHSELE DIE SEITEN.

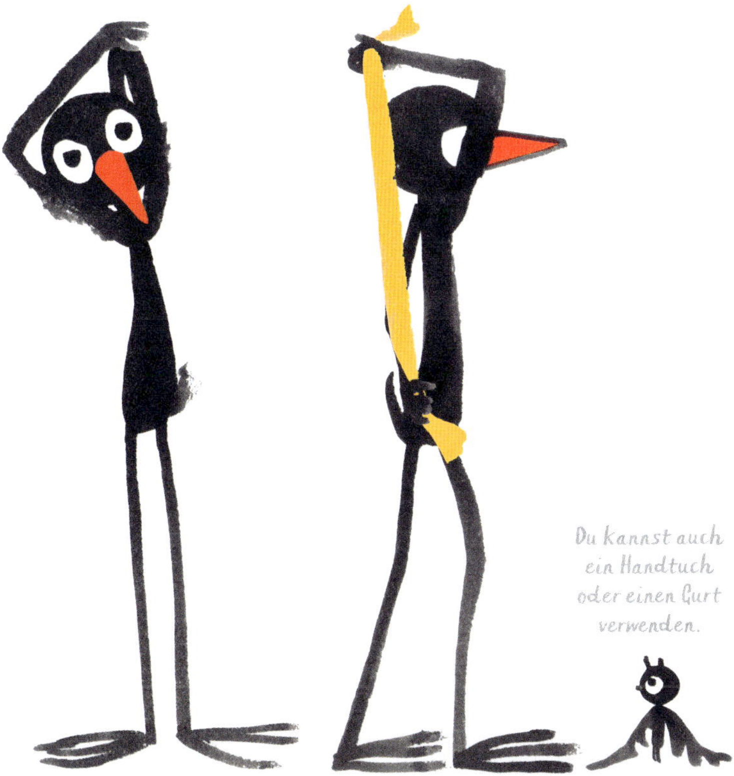

Du kannst auch ein Handtuch oder einen Gurt verwenden.

SCHULTERDEHNUNG

FÜHRE DEN RECHTEN ARM ÜBER DEN OBER-KÖRPER NACH VORN UND HALTE IHN MIT DEM LINKEN ARM OBERHALB DES ELLENBOGENS FEST. HALTE DIE DEHNUNG EINE WEILE UND LASSE SIE DANN WIEDER LOS. WIEDERHOLE DIE ÜBUNG AUF DER ANDEREN SEITE.

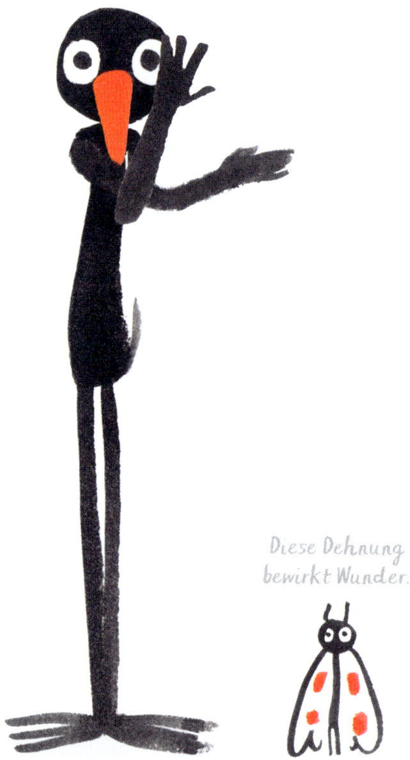

DREHSITZ

SETZE DICH AUFRECHT AUF EINEN STUHL. DREHE DEN OBERKÖRPER NACH LINKS UND STÜTZE DICH MIT DER HAND AUF DEM STUHL AB. HALTE DIE DEHNUNG UND KEHRE ZUR MITTE ZURÜCK. WIEDERHOLE DIE ÜBUNG ZUR RECHTEN SEITE.

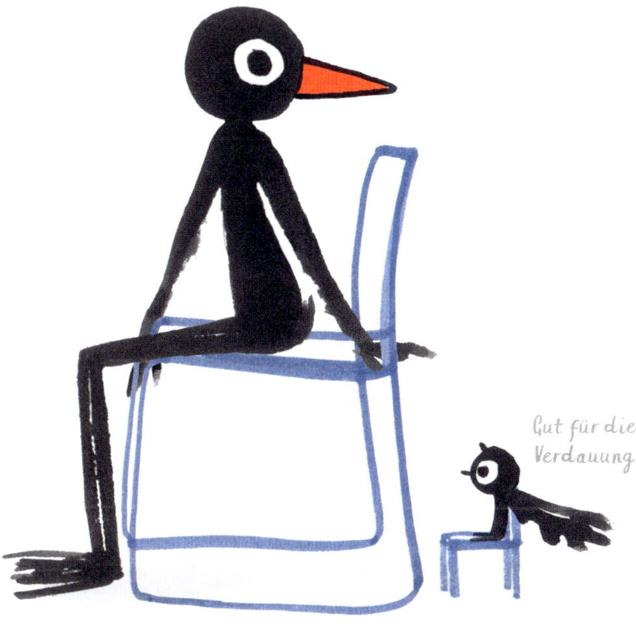

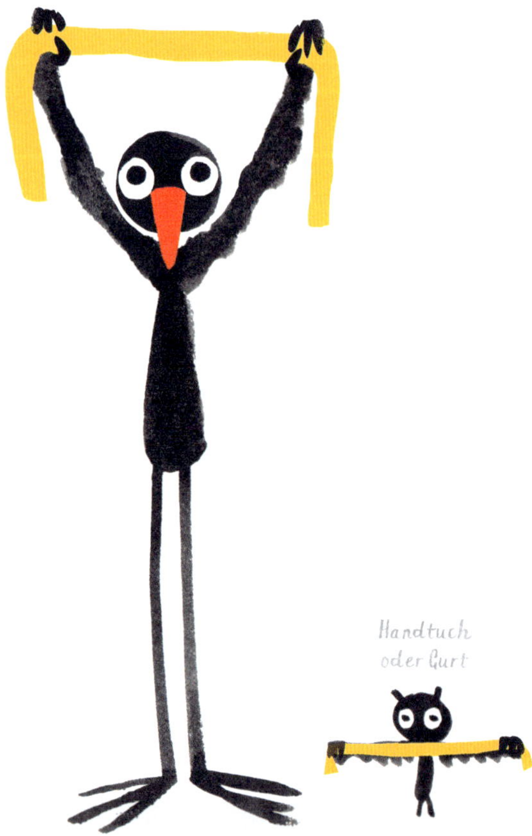
Handtuch
oder Gurt

ARMDEHNUNG ÜBER KOPF

HALTE EIN WIDERSTANDSBAND VOR DEINEM KÖRPER, DAS BREITER IST ALS DEINE SCHULTERN. HEBE DAS BAND ÜBER DEN KOPF UND FÜHRE BEIDE ARME HINTER DEN KÖRPER. HALTE DIE ARME SO GERADE WIE MÖGLICH. FÜHRE SIE WIEDER NACH VORN UND WIEDERHOLE DIE ÜBUNG.

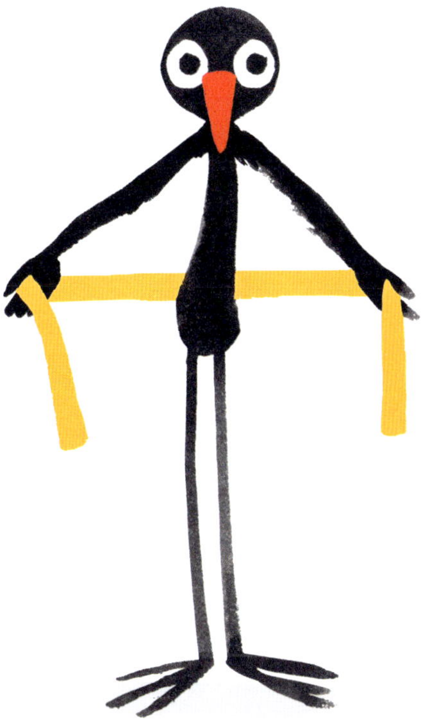

4 MINUTEN

WARM-UP

Wärme dich vor dem Training immer auf. Damit steigerst du deine Herzfrequenz und den Blutfluss in den Muskeln. Du bist weniger steif und reduzierst das Verletzungsrisiko.

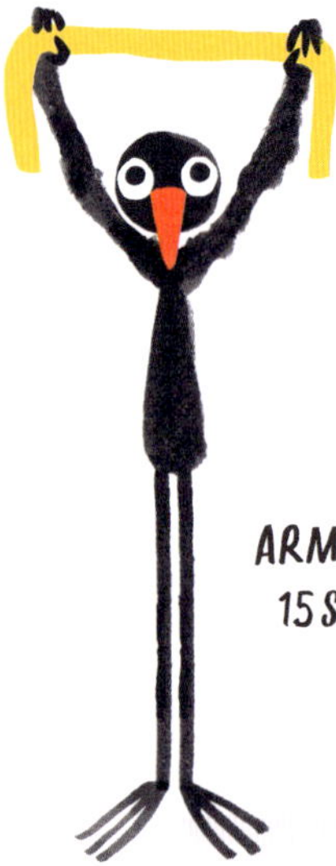

ARMDEHNUNG
15 Sekunden

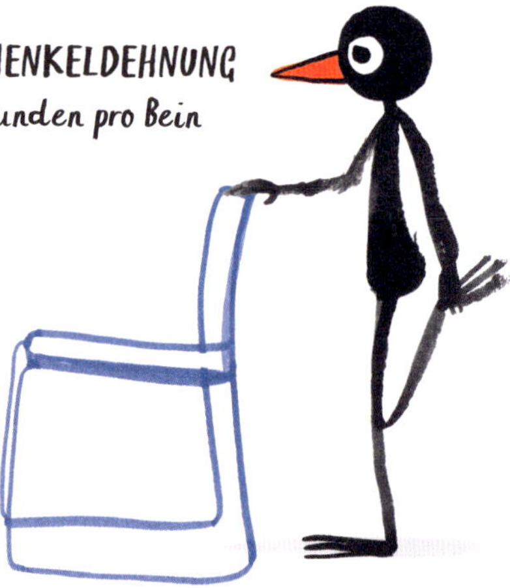

OBERSCHENKELDEHNUNG
15 Sekunden pro Bein

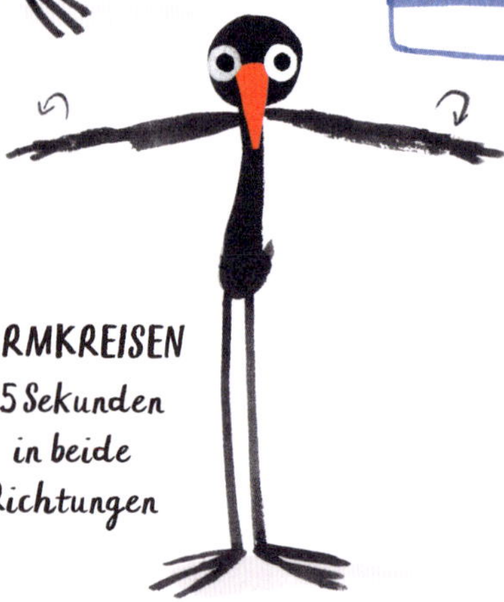

ARMKREISEN
15 Sekunden in beide Richtungen

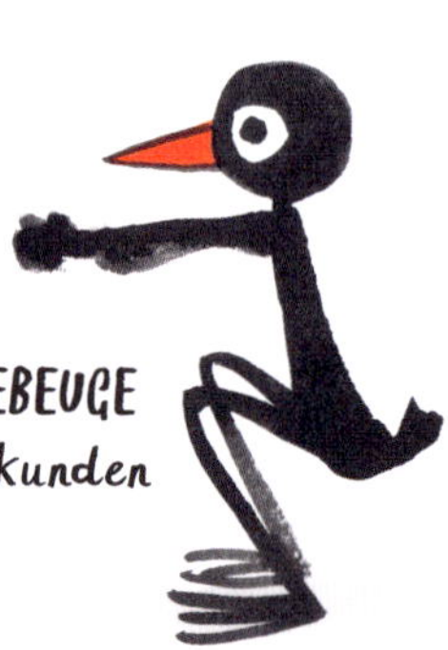

KNIEBEUGE
15 Sekunden

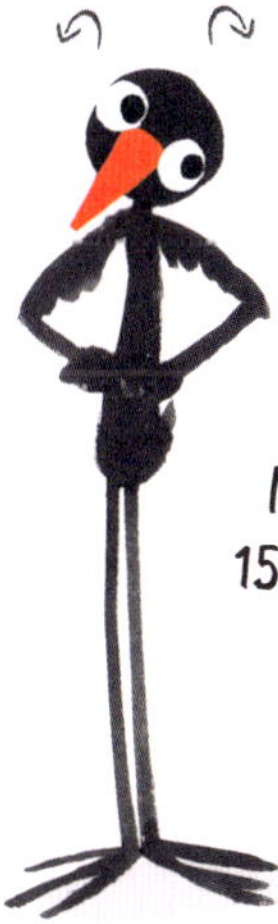

NACKENDEHNUNG
15 Sekunden pro Seite

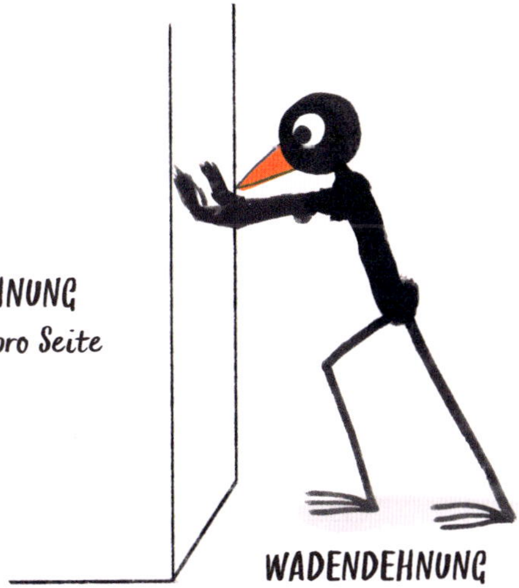

WADENDEHNUNG
15 Sekunden pro Seite

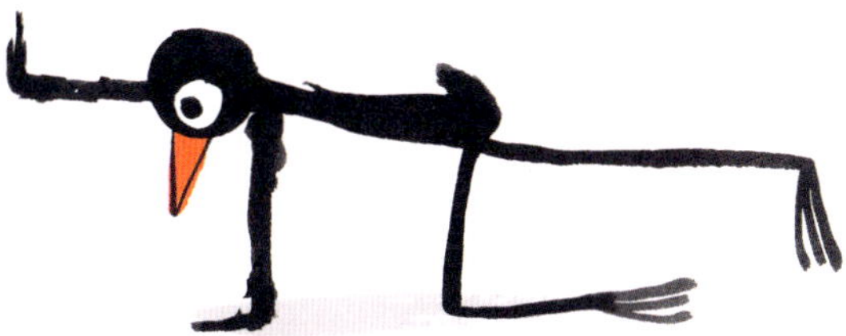

ARM- UND BEINDEHNUNG
15 Sekunden pro Seite

EINGESPRUNGENER LIEGESTÜTZ
15 Sekunden

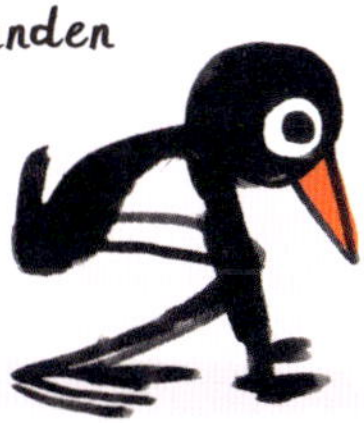

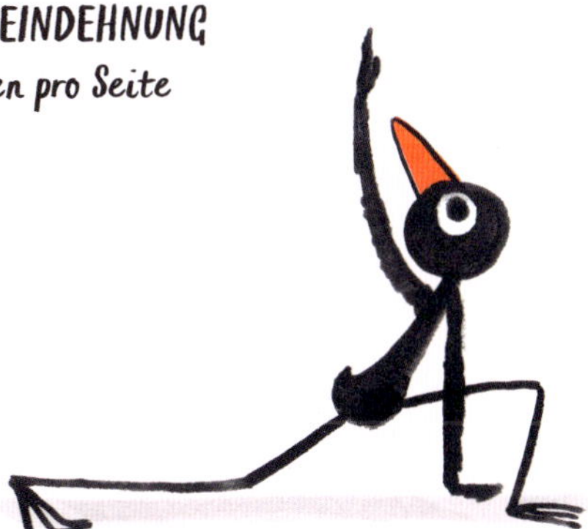

Ich fühle
ich warm –
überall.

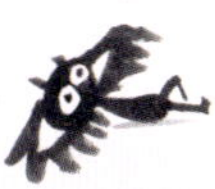

TIEFER AUSFALLSCHRITT MIT DREHUNG
15 Sekunden pro Seite

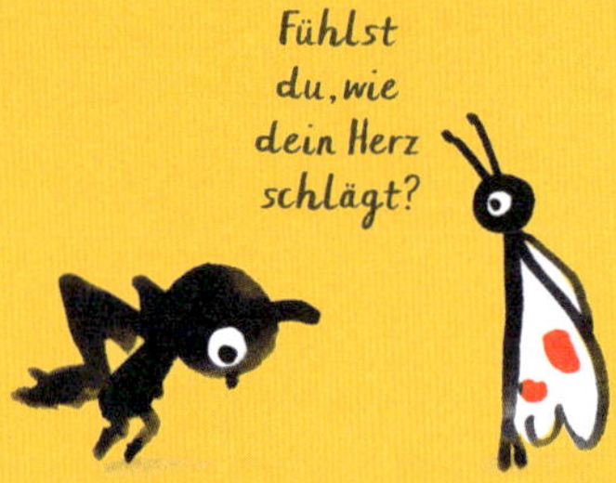
Fühlst
du, wie
dein Herz
schlägt?

ÜBUNGEN FÜR DAS

HERZ-KREISLAUF-SYSTEM

Kardioübungen wie Laufen, schnelles Gehen und Hüpfen bringen das Herz in Schwung und das Blut in Wallung. Sie verbessern die Herz- und Lungenfunktion und die Sauerstoffaufnahme im Körper und in den Muskeln.

DER HAMPELMANN

DIE ARME HÄNGEN NEBEN DEINEM KÖRPER, DANN SPRINGE UND ÖFFNE ARME UND BEINE, SODASS DEIN KÖRPER EIN X BILDET. KEHRE WIEDER IN DIE AUSGANGSPOSITION ZURÜCK. WIEDERHOLE DIE ÜBUNG.

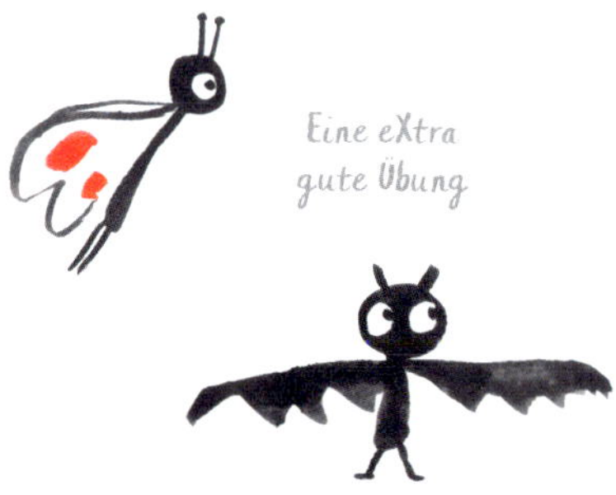

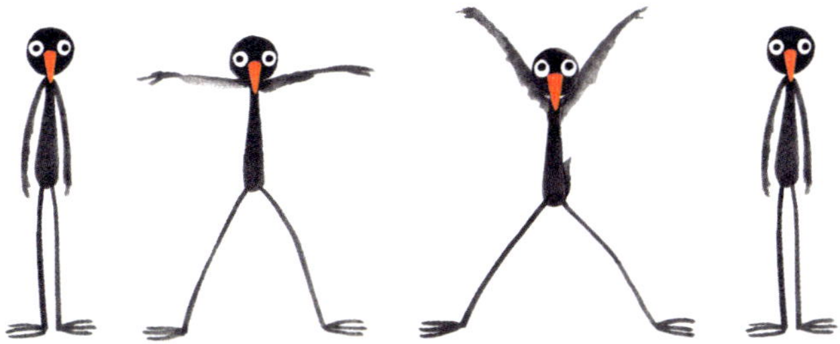

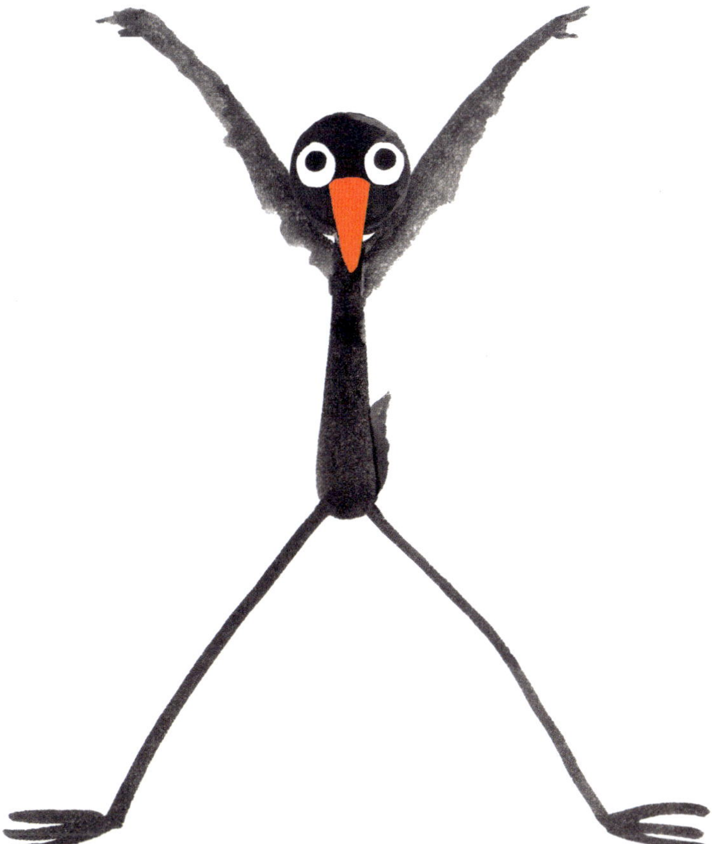

BURPEES

GEHE AUS DEM STAND IN
DIE HOCKE, LEGE DIE HÄNDE
AUF DEN BODEN. SPRINGE
MIT DEN FÜSSEN ZURÜCK
IN DEN LIEGESTÜTZ UND
SENKE DEN KÖRPER AUF
DEN BODEN AB. SPRINGE
NUN MIT DEN FÜSSEN ZU
DEN HÄNDEN UND KOMME
WIEDER IN DEN STAND.
WIEDERHOLE DIE ÜBUNG.

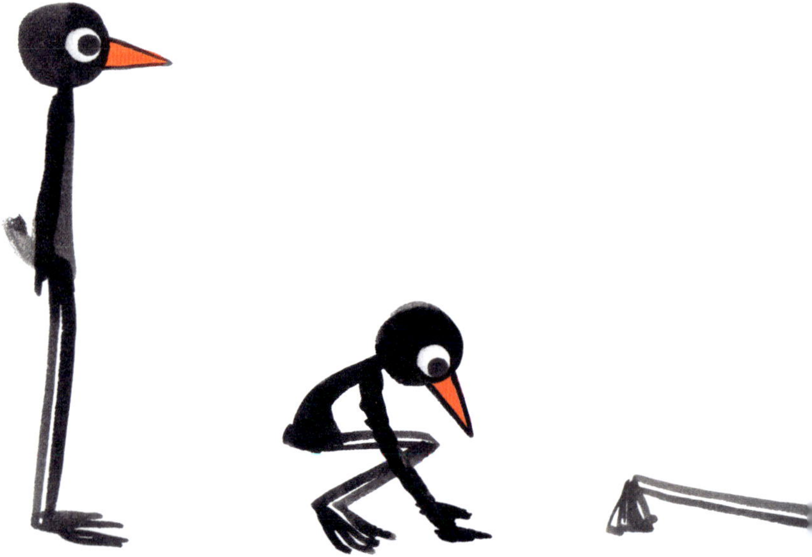

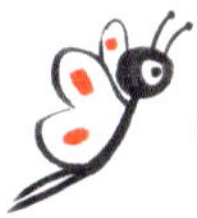

Ganzkörper-Workout

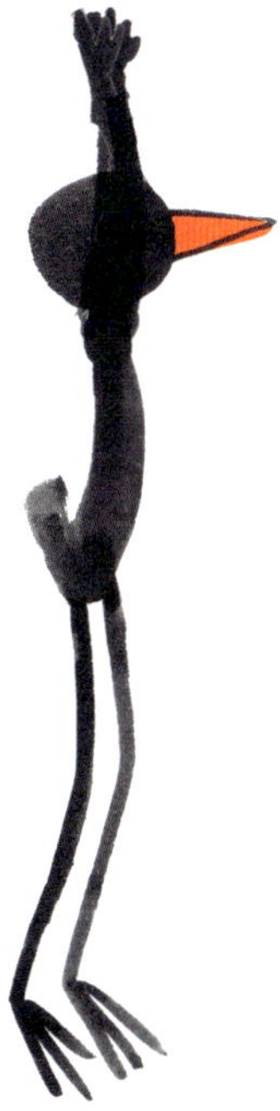

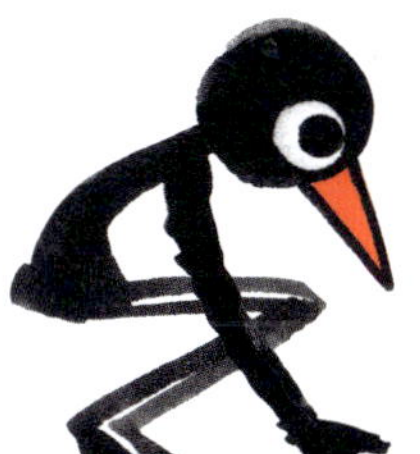

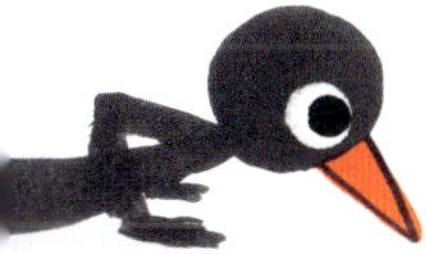

KNIEHEBEN

STEHE AUFRECHT UND MARSCHIERE AUF DER STELLE. HEBE DIE KNIE SO HOCH WIE MÖGLICH AN, WECHSELE DABEI SCHNELL DIE BEINE.

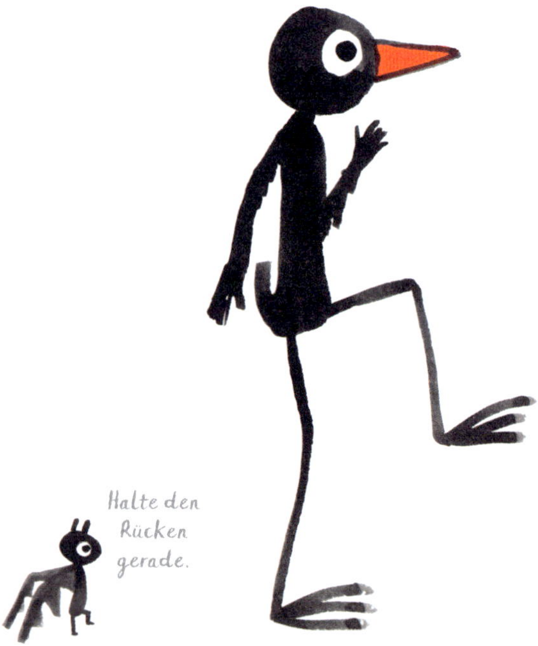

BERGSTEIGER

BEGINNE IM LIEGESTÜTZ. ZIEHE DIE KNIE ABWECHSELND ZUR BRUST UND WIEDER ZURÜCK. WERDE DABEI IMMER SCHNELLER, BIS DU »RENNST«.

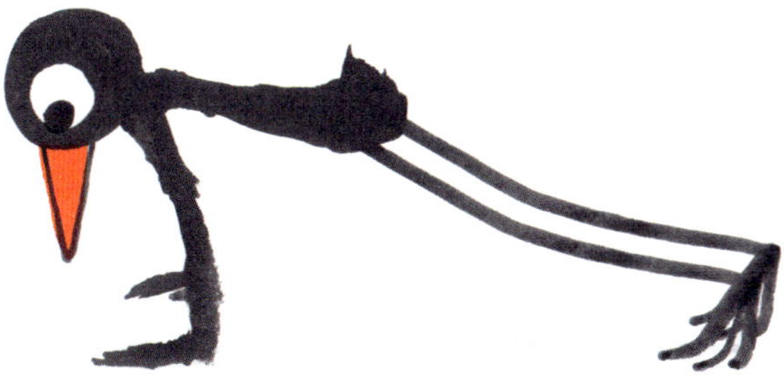

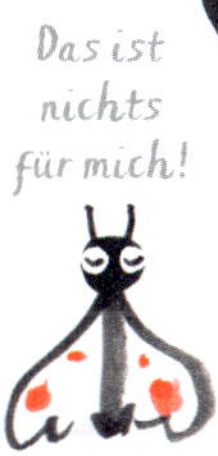

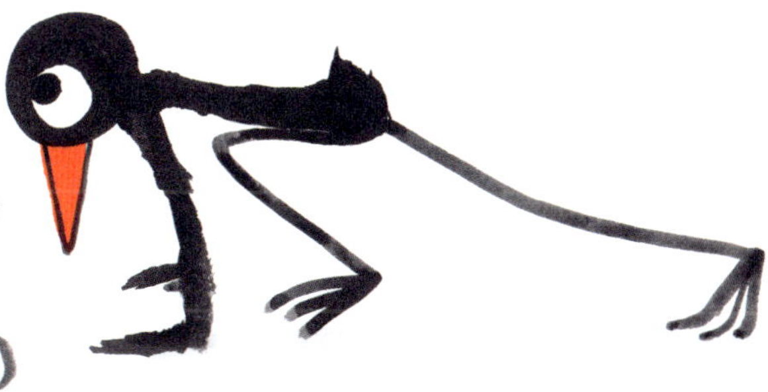

EINGESPRUNGENER LIEGESTÜTZ

SPANNE IM LIEGESTÜTZ ALLE MUSKELN AN. SPRINGE MIT DEN FÜSSEN NACH VORN IN RICHTUNG DEINER HÄNDE UND WIEDER ZURÜCK. WIEDERHOLE DIE ÜBUNG.

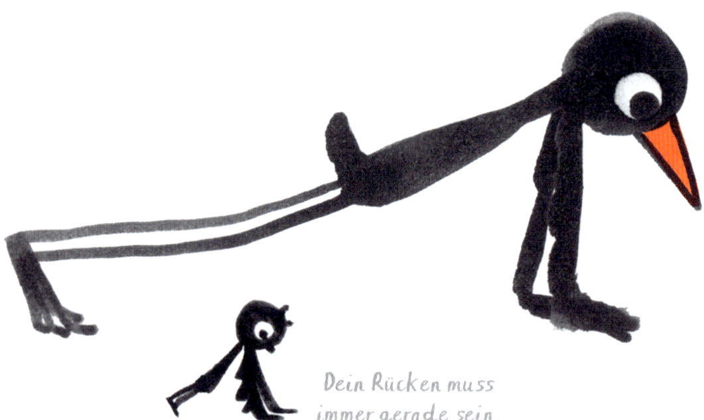

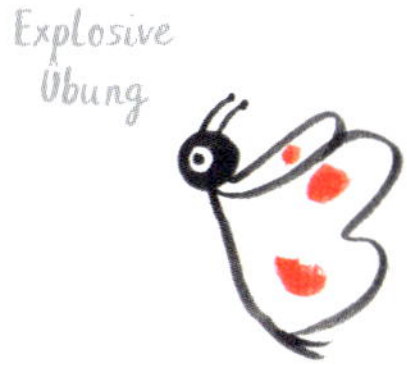
Explosive
Übung

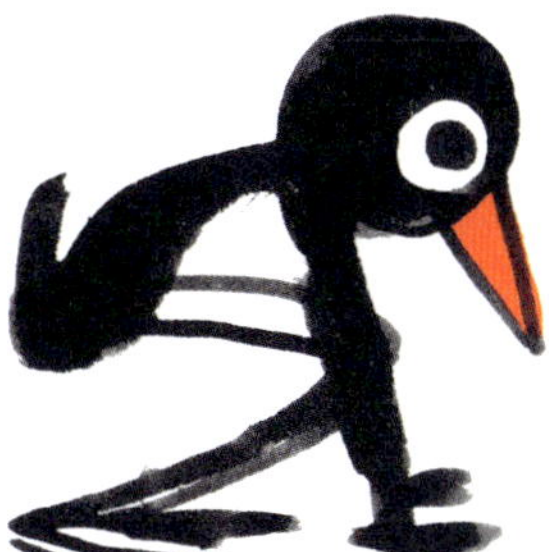

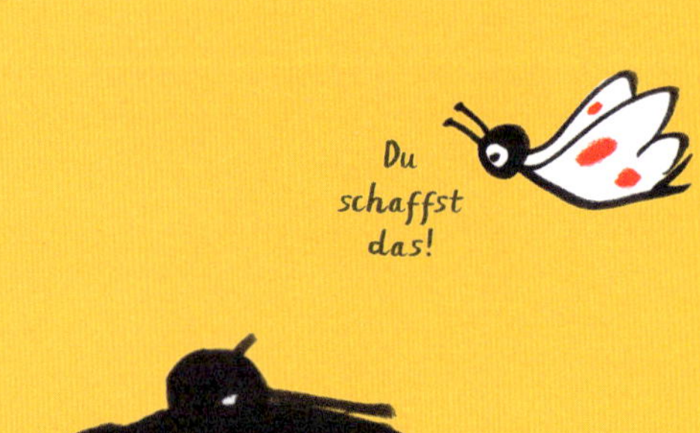
Du schaffst das!

ÜBUNGEN FÜR DIE
KÖRPERMITTE

Übungen für die Körpermitte trainieren die Bauchmuskeln, das Becken und den Rücken und stärken deine Mitte. So aktivierst du die Rumpfmuskulatur: Atme aus und ziehe deinen Nabel zur Wirbelsäule. Ziehe gleichzeitig die inneren Beckenmuskeln nach oben.

SUPERMAN-ÜBUNG

LEGE DICH AUF DEN BAUCH UND SPANNE DIE RUMPFMUSKULATUR AN. HEBE ARME, BEINE UND BRUST AN. ZIEHE DIE ELLENBOGEN ZURÜCK UND DRÜCKE DIE SCHULTERBLÄTTER ZUSAMMEN. ARME WIEDER AUSSTRECKEN. WIEDERHOLE DIE ÜBUNG.

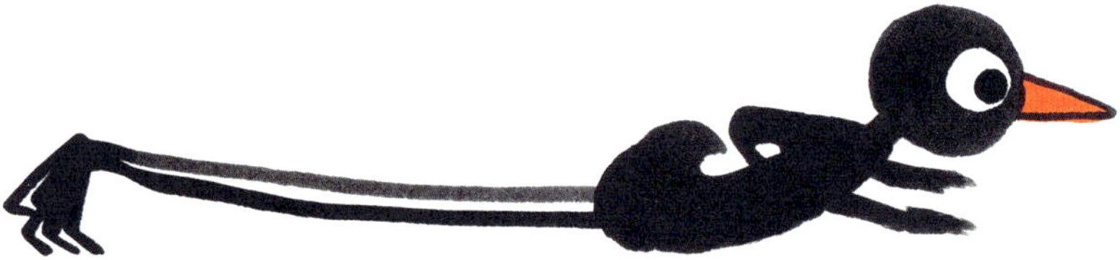

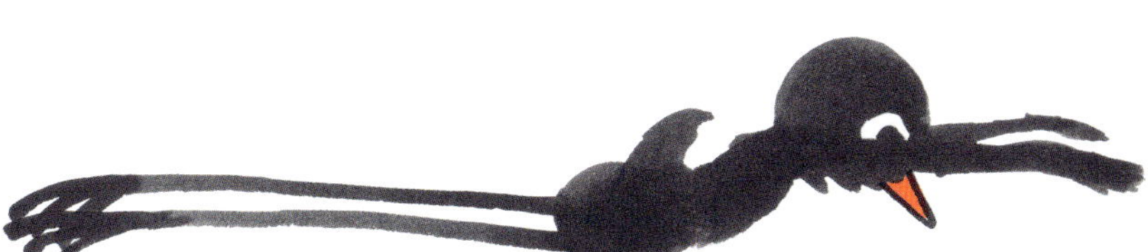

Führe diese
Übung sanft aus.

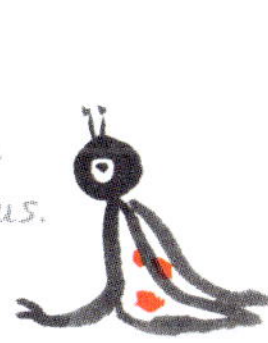

BAUCHTWIST

BEUGE IM SITZEN DIE KNIE UND LEHNE DICH ZURÜCK, SODASS DEIN KÖRPER EIN »V« BILDET. SPANNE DIE KÖRPERMITTE AN UND DREHE DICH NACH RECHTS. KEHRE ZUR MITTE ZURÜCK UND DREHE DICH NACH LINKS. WIEDERHOLE DIE ÜBUNG.

Hebe die Füße an. Dann wird die Übung schwerer.

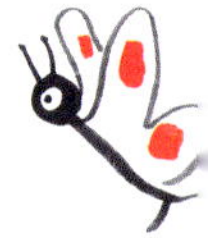

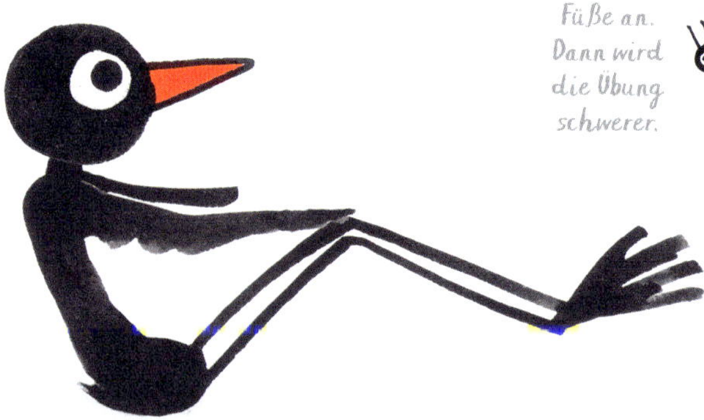

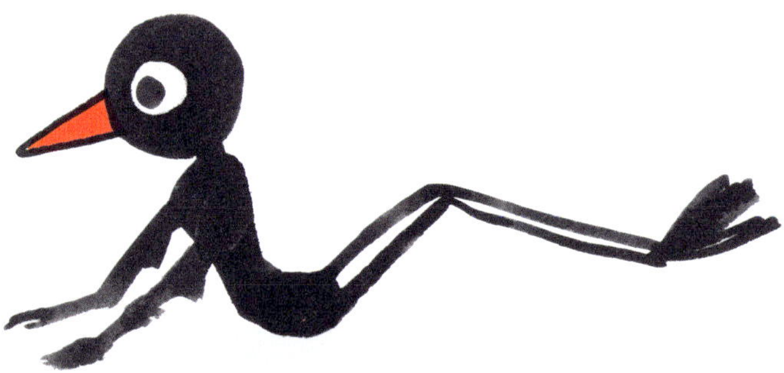

REVERSE CRUNCH

LEGE DICH AUF DEN RÜCKEN, DIE HÄNDE LIEGEN AN DER SEITE. HEBE DIE BEINE AN UND ZIEHE DIE KNIE ZUR BRUST. ZIEHE KOPF UND HÜFTE NACH OBEN UND SENKE SIE LANGSAM WIEDER AB. WIEDERHOLE DIE ÜBUNG.

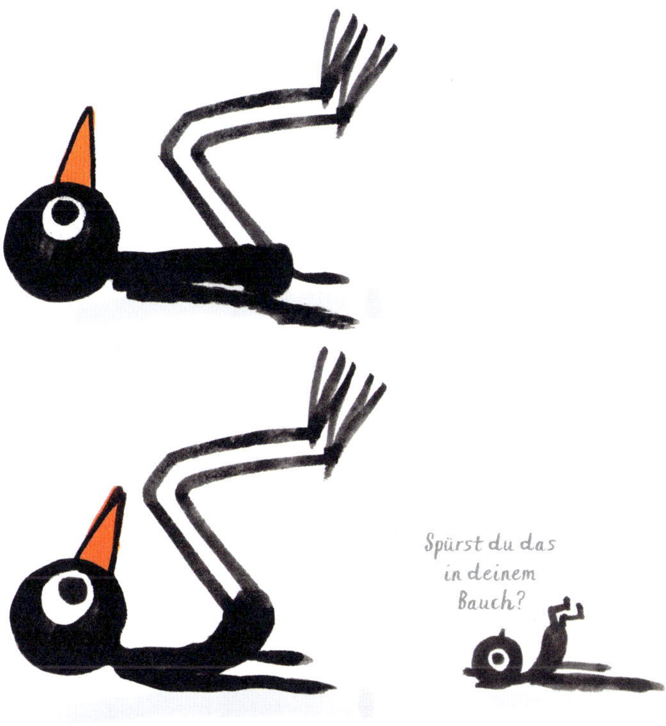

SIT-UPS

LEGE DICH MIT ANGEWINKELTEN BEINEN AUF DEN RÜCKEN. DIE FÜSSE STEHEN FLACH AUF DEM BODEN. SPANNE DIE KÖRPERMITTE AN, HEBE DEINEN KÖRPER ZU DEN KNIEN. LEGE DEN RÜCKEN WIEDER AUF DEN BODEN UND WIEDERHOLE DIE ÜBUNG.

Hebe die Arme
oder kreuze sie
über der Brust.

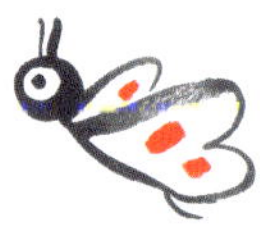

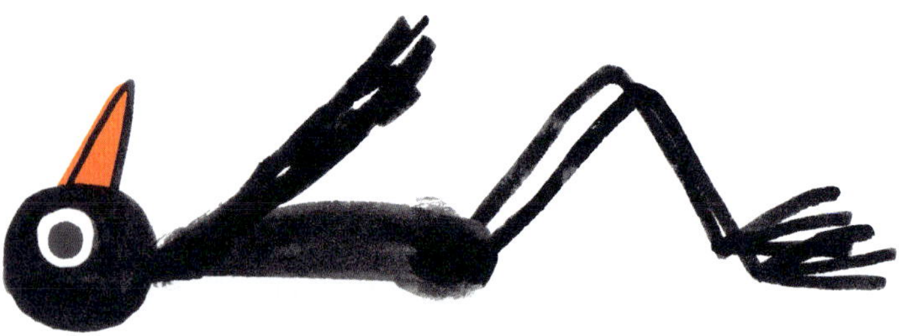

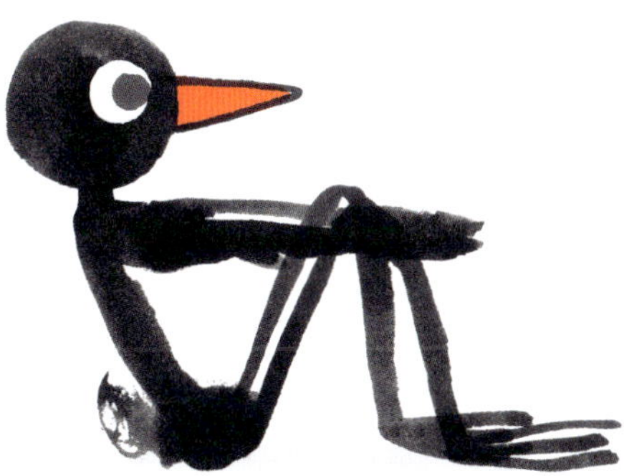

Nacken und
Schulter bleiben
entspannt.

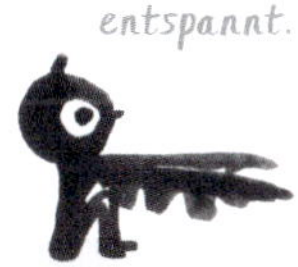

PLANKE

LEGE DICH FLACH AUF DEN BAUCH, DIE HÄNDE UNTER DEN SCHULTERN. STRECKE ARME UND BEINE. DIE WIRBELSÄULE BILDET EINE GERADE LINIE, DIE KÖRPERMITTE IST ANGESPANNT. HALTE DIESE POSITION EINIGE SEKUNDEN.

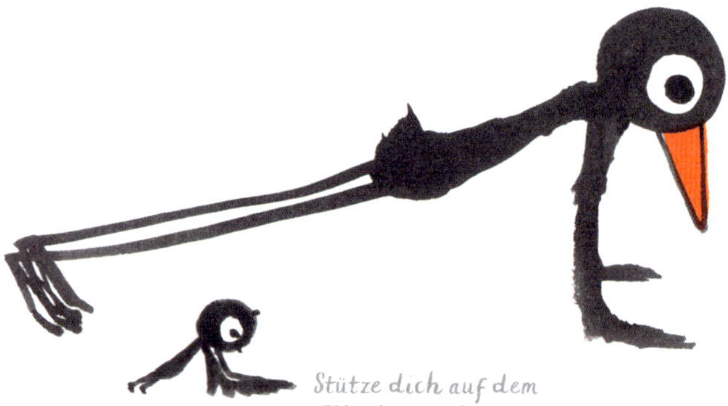

Stütze dich auf dem Ellenbogen ab, wenn das leichter ist.

SEITLICHE PLANKE

DU LIEGST AUF DER SEITE UND STÜTZT DICH AUF DEM ELLENBOGEN AB. DIE FÜSSE LIEGEN ÜBEREINANDER. HEBE DIE HÜFTE IN EINER GERADEN LINIE VOM KOPF BIS ZU DEN FÜSSEN. HALTE DIE POSITION UND WECHSELE DANN DIE SEITE.

Selbst wenn du die PLANKE nur einmal am Tag machst, merkst du einen deutlichen Fortschritt.

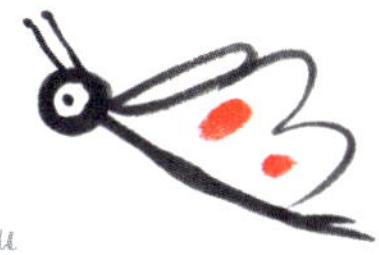

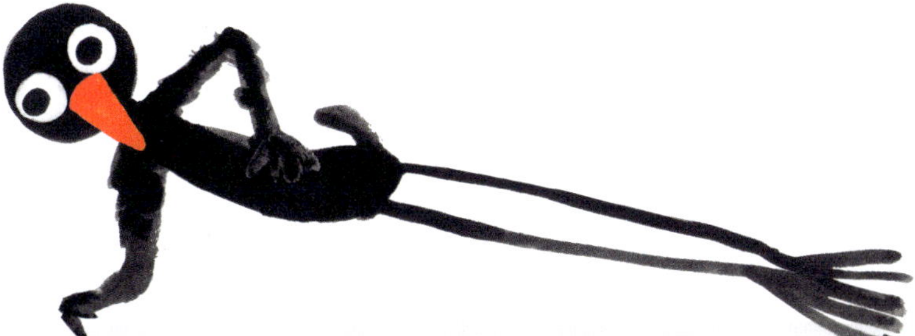

Spanne die
Körpermitte an.

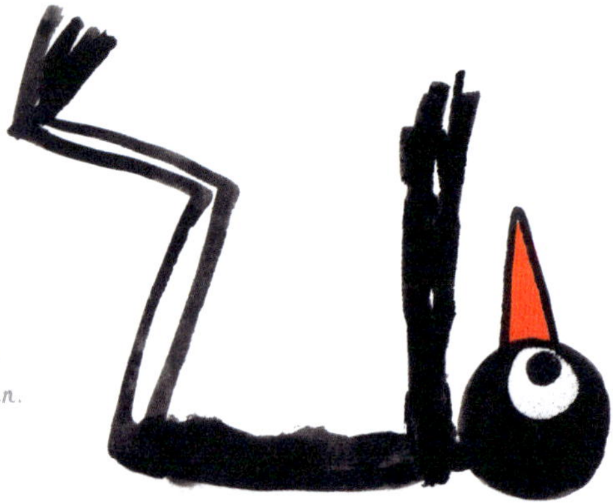

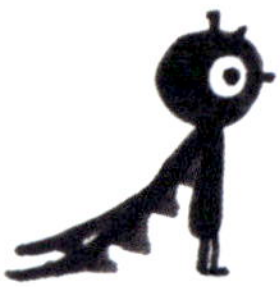

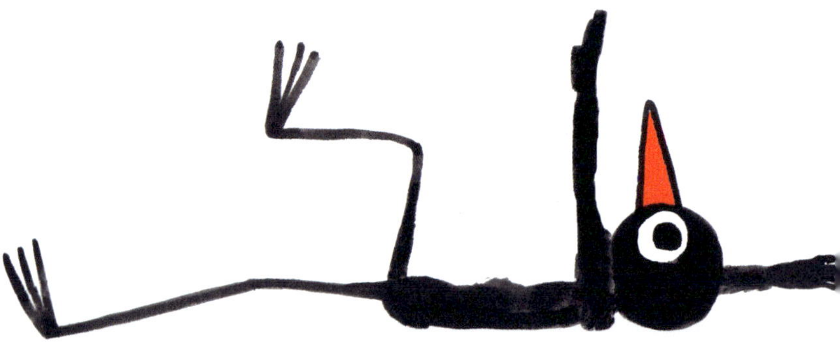

TOTER KÄFER

LEGE DICH AUF DEN RÜCKEN UND STRECKE ARME UND BEINE NACH OBEN. SPANNE DEINE KÖRPERMITTE AN UND SENKE EINEN ARM UND DAS GEGENÜBERLIEGENDE BEIN KONTROLLIERT IN RICHTUNG BODEN. HALTE DIE POSITION UND KEHRE IN DIE AUSGANGSPOSITION ZURÜCK. WECHSELE DIE SEITEN UND WIEDERHOLE DIE ÜBUNG.

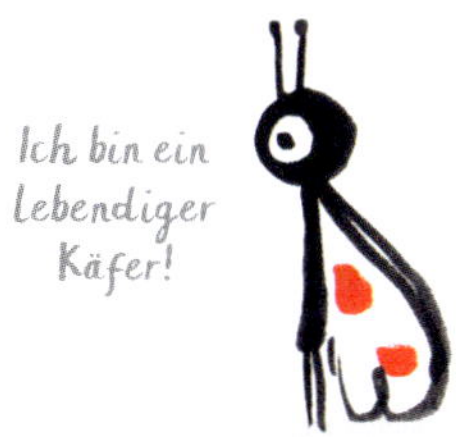

SCHULTERBRÜCKE

IN RÜCKENLAGE STEHEN DIE FÜSSE HÜFTBREIT AUF DEM BODEN. DIE KNIE STEHEN IM RECHTEN WINKEL, DIE ARME LIEGEN AN DER SEITE. DRÜCKE DIE HÜFTE HOCH; SCHULTER UND KNIE BILDEN EINE GERADE LINIE. HALTE DIE POSITION. SENKE DIE HÜFTE WIEDER AB UND WIEDERHOLE DIE ÜBUNG.

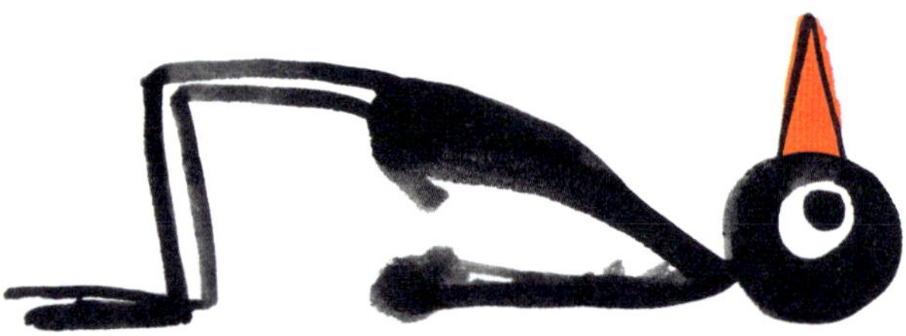

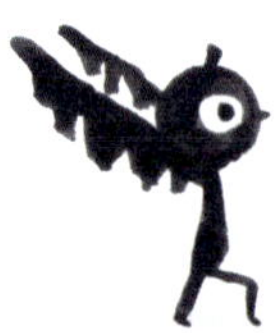

Drücke die Hüfte nur so weit hoch, wie es sich angenehm anfühlt.

MARSCHIERENDE BRÜCKE

BEGINNE IN DER SCHULTER-
BRÜCKE. HEBE UND SENKE
EIN BEIN NACH DEM ANDEREN,
ALS OB DU MARSCHIEREN
WÜRDEST. HALTE DIE HÜFTEN
STABIL UND HOCH. WIEDER-
HOLE DIE ÜBUNG UND HEBE DIE
BEINE ABWECHSELND HOCH.

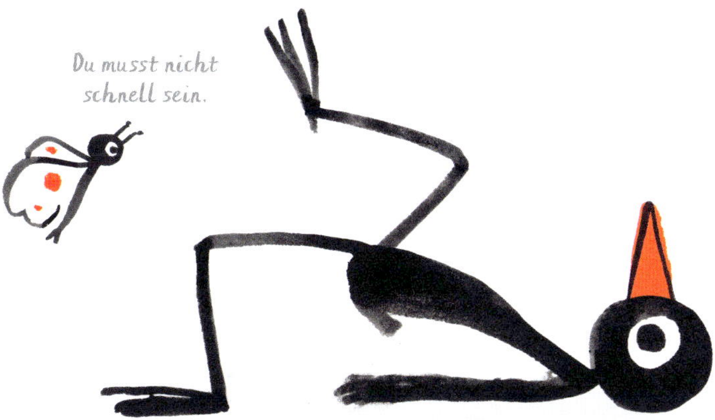

5 MINUTEN

HERZ-KREISLAUF-WORKOUT

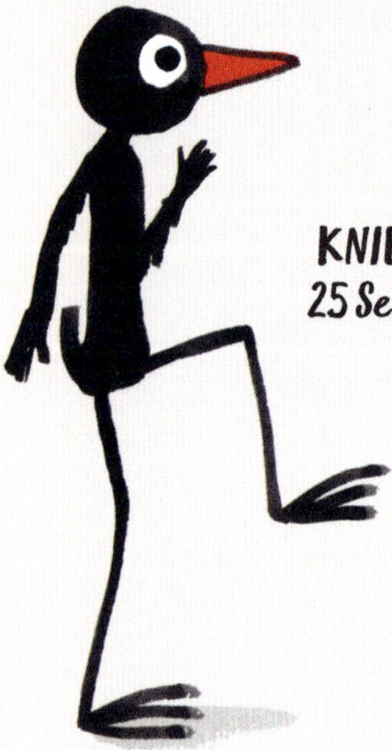

KNIEHEBEN
25 Sekunden

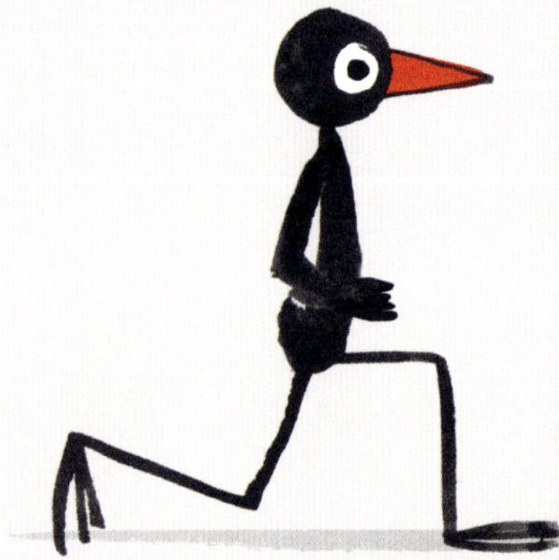

AUSFALLSSCHRITT NACH VORN
25 Sekunden, Beine abwechseln

SIT-UPS
25 Sekunden

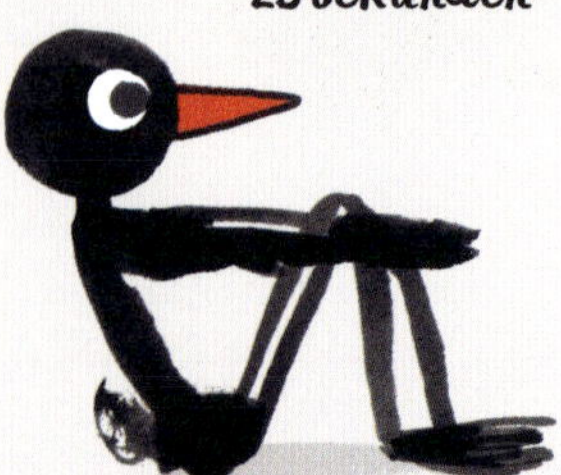

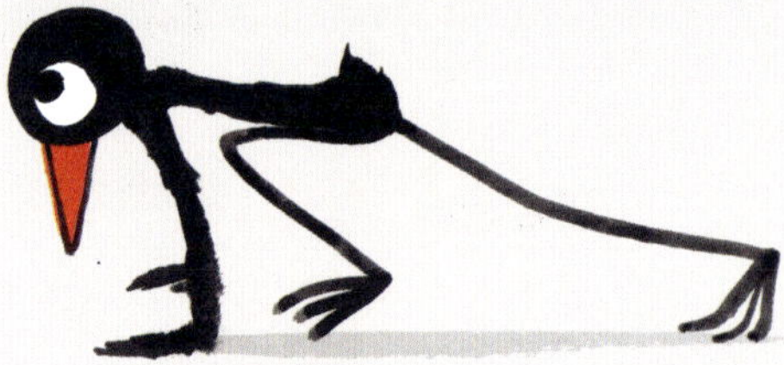

BERGSTEIGER
25 Sekunden, Beine abwechseln

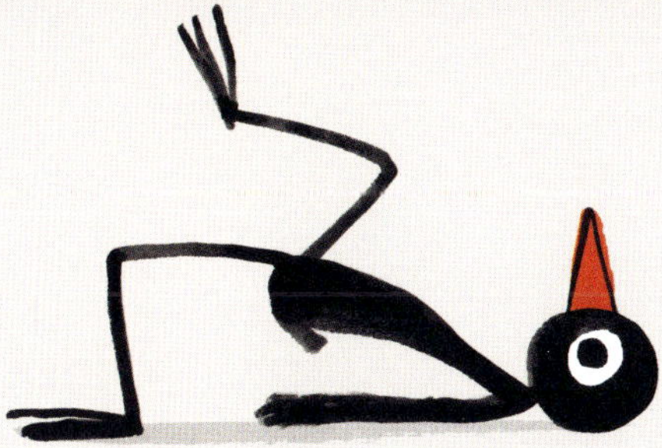

MARSCHIERENDE BRÜCKE
25 Sekunden, Beine abwechseln

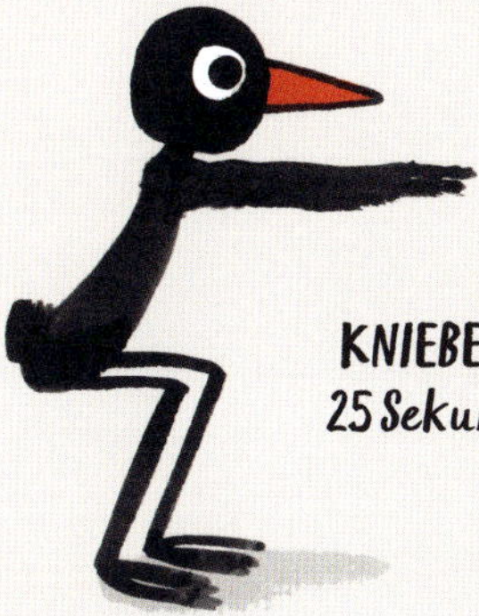

KNIEBEUGE
25 Sekunden

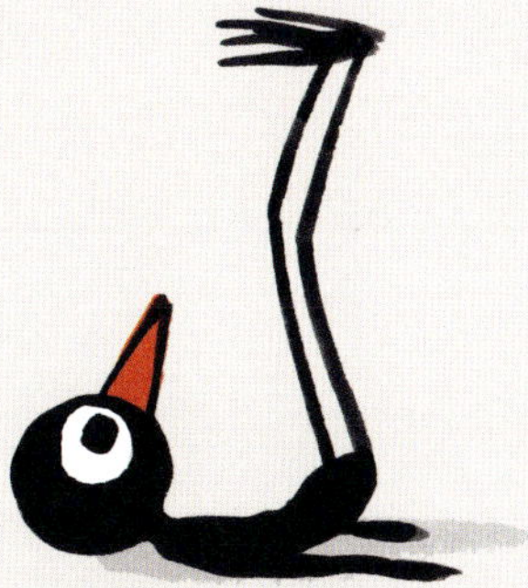

REVERSE CRUNCH
25 Sekunden

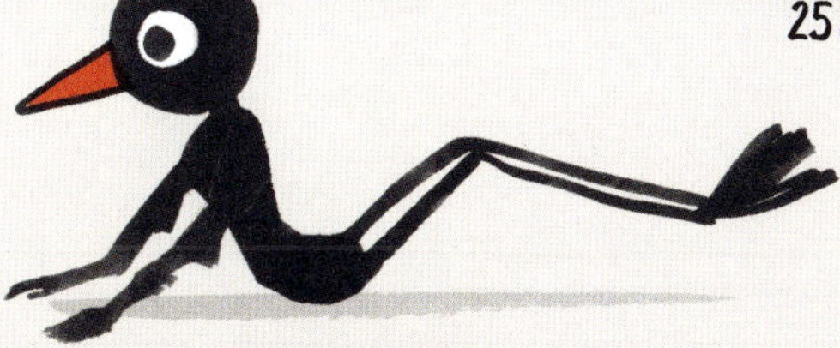

BAUCHTWIST
25 Sekunden, Seiten abwechseln

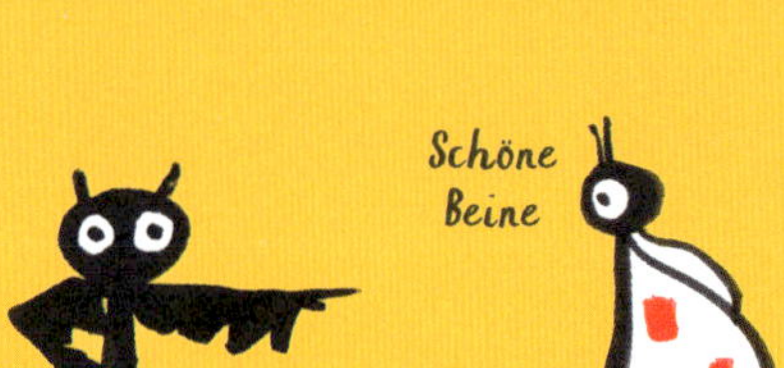
Schöne
Beine

KRÄFTIGUNGSÜBUNGEN

FÜR DIE UNTERE KÖRPERHÄLFTE

Diese Übungen stärken und kräftigen die Muskeln in den Beinen und im Gesäß und verbessern dein Gleichgewicht, deine Stabilität, deine Koordination und deine Ausdauer.

SEITLICHER AUSFALLSCHRITT

DIE FÜSSE STEHEN PARALLEL UND HÜFTBREIT AUSEINANDER. VERLAGERE DEIN GEWICHT AUF EINE SEITE, BEUGE DAS KNIE UND HALTE DAS ANDERE BEIN GERADE. KOMME ZURÜCK ZUR AUSGANGSPOSITION UND WIEDERHOLE DIE ÜBUNG AUF DER ANDEREN SEITE.

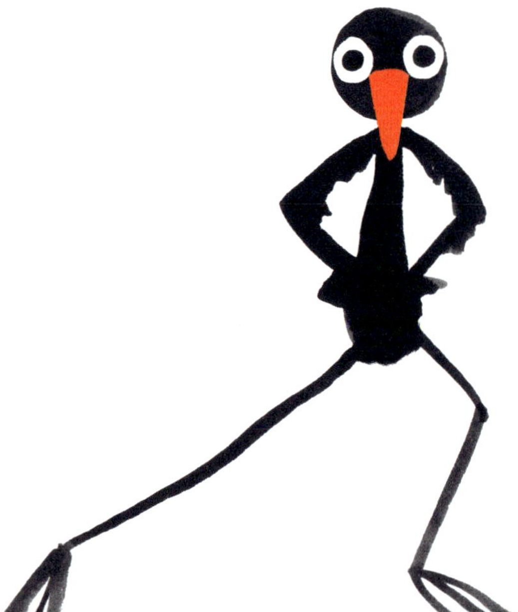

SEITLICHES BEINHEBEN

LEGE DICH AUF DIE SEITE, HÜFTE UND FÜSSE BILDEN EINE GERADE LINIE. STÜTZE DEN ELLENBOGEN AUF DEN BODEN UND LEGE DEN KOPF IN DIE HAND. MIT DER ANDEREN HAND STÜTZT DU DICH VOR DEM KÖRPER AB, UM NICHT UMZUFALLEN. KÖRPERMITTE ANSPANNEN. DAS OBERE BEIN HEBEN UND LANGSAM SENKEN. WIEDERHOLE DIE ÜBUNG AUF DER ANDEREN SEITE.

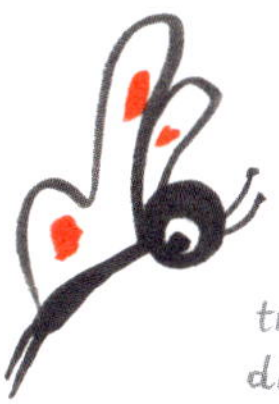

Das trainiert die Beine.

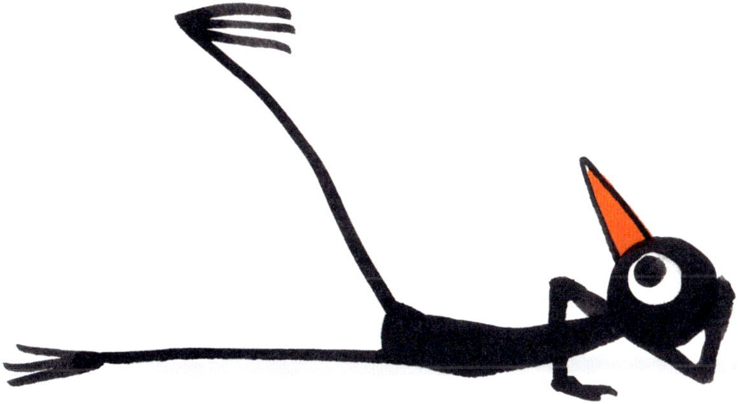

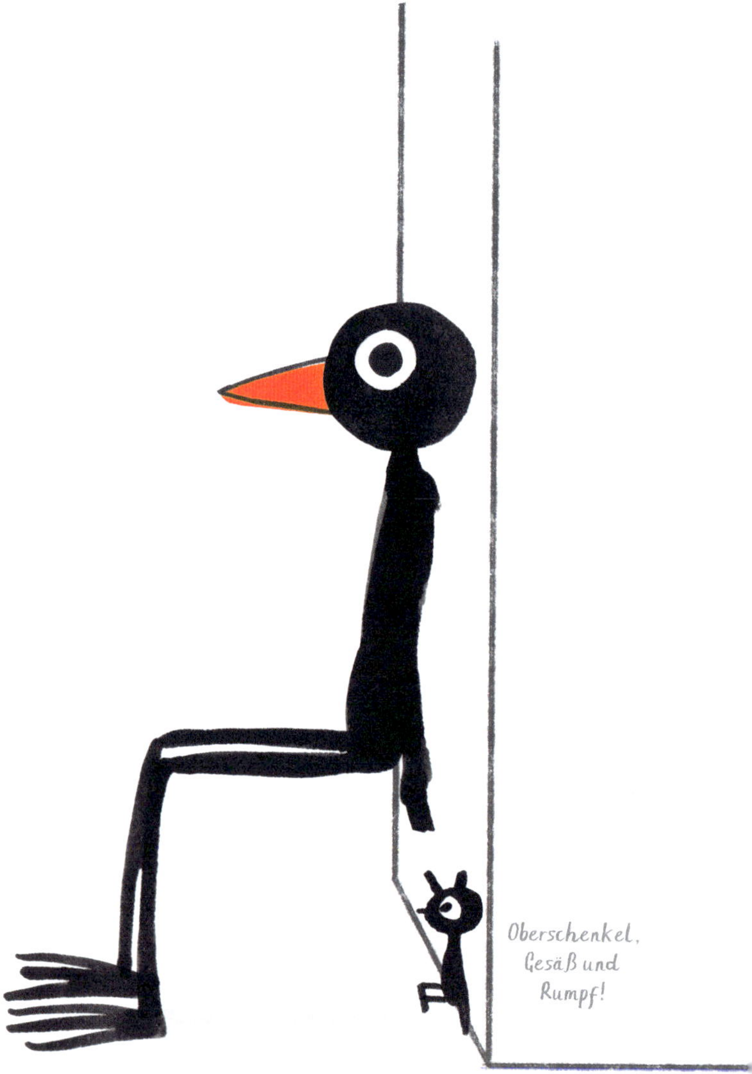
Oberschenkel,
Gesäß und
Rumpf!

WANDSITZ

LEHNE DICH AN EINE WAND ODER TÜR UND LASSE DICH NACH UNTEN GLEITEN, BIS DIE OBERSCHENKEL IM GERADEN WINKEL PARALLEL ZUM BODEN STEHEN. DER RÜCKEN BLEIBT FLACH AN DER WAND. HALTE DIE POSITION.

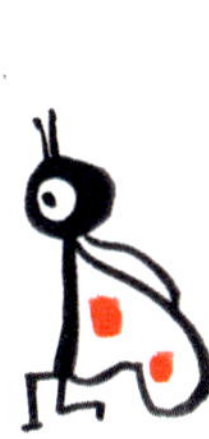

FEUERHYDRANT

KOMME IN DEN VIERFÜSSLERSTAND, SPANNE DIE KÖRPERMITTE AN UND HALTE DEN RÜCKEN FLACH. KOPF UND RÜCKEN BILDEN EINE LINIE. HEBE EIN KNIE IM RECHTEN WINKEL ETWA 45 GRAD NACH AUSSEN UND SENKE ES WIEDER AB. WIEDERHOLE DIE ÜBUNG MIT DEM ANDEREN BEIN.

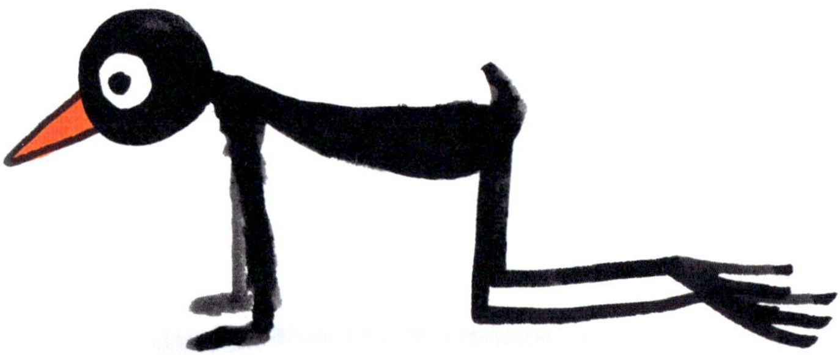

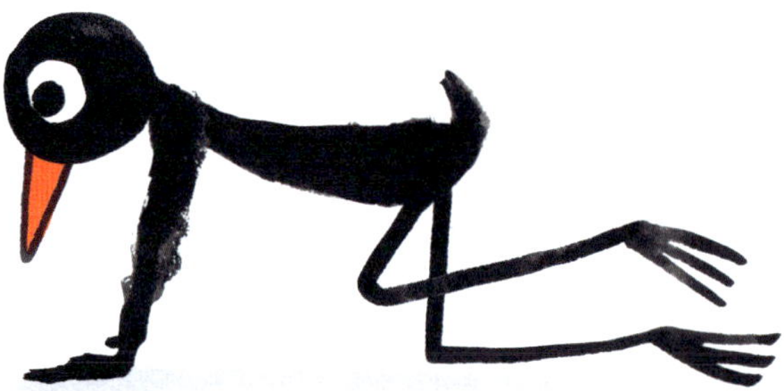

GEHALTENE KNIEBEUGE

BEUGE LANGSAM DIE KNIE BIS IN DIE TIEFE HOCKE. HALTE DIE POSITION DREI SEKUNDEN UND DRÜCKE DICH AUS DEN FÜSSEN WIEDER NACH OBEN. HALTE BEIM AUFRICHTEN DIE KÖRPERMITTE ANGESPANNT.

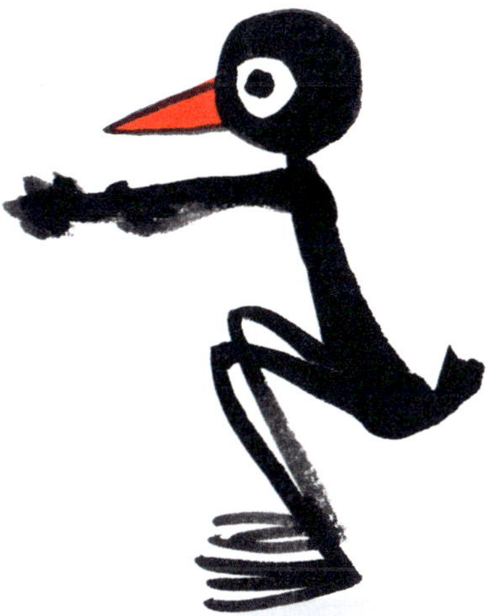

Du kannst dich auch an einem Stuhl oder Sofa festhalten.

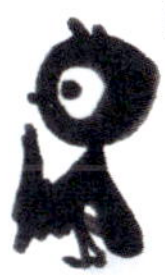

KNIEBEUGE MIT GEWICHT

DU STEHST HÜFTBREIT UND HÄLTST MIT BEIDEN HÄNDEN EINE KURZHANTEL AM OBEREN TEIL DICHT VOR DIE BRUST GEPRESST. DIE ELLENBOGEN ZEIGEN IN RICHTUNG TAILLE. SPANNE DIE KÖRPERMITTE AN UND GEHE IN DIE HOCKE. KEHRE IN DIE AUSGANGSPOSITION ZURÜCK. DIE KÖRPERMITTE BLEIBT ANGESPANNT.

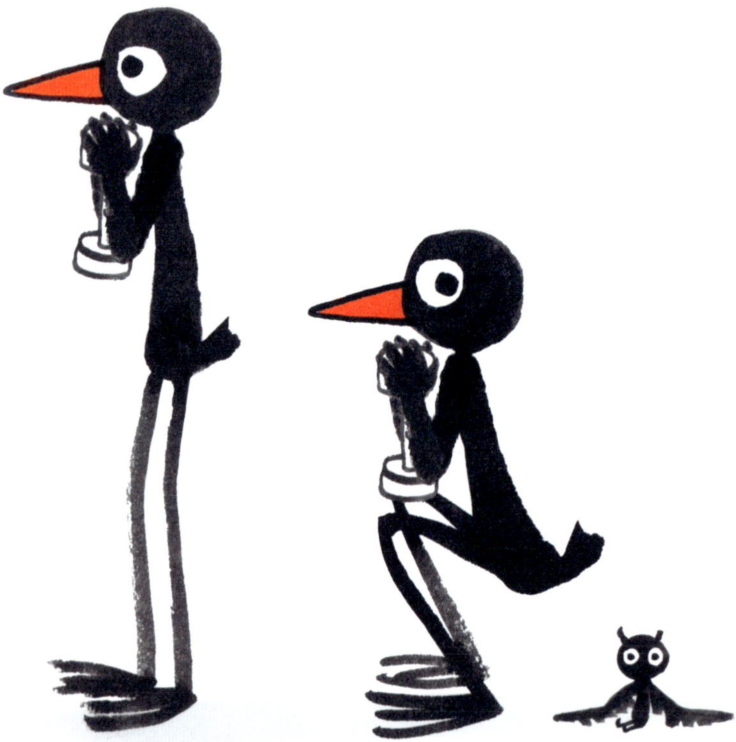

KNIEBEUGE MIT AUSFALLSCHRITT

SETZE AUS DEM STAND EINEN FUSS NACH HINTEN. DIE HÜFTE BLEIBT NACH VORN AUSGERICHTET. BEUGE DIE KNIE IN DEN RECHTEN WINKEL, DAS KÖRPERGEWICHT LIEGT AUF DEM VORDEREN BEIN. HALTE EINE KURZHANTEL VOR DIE BRUST GEPRESST. HEBE DEN KÖRPER WIEDER AN UND WIEDERHOLE DIE ÜBUNG MIT DEM ANDEREN BEIN.

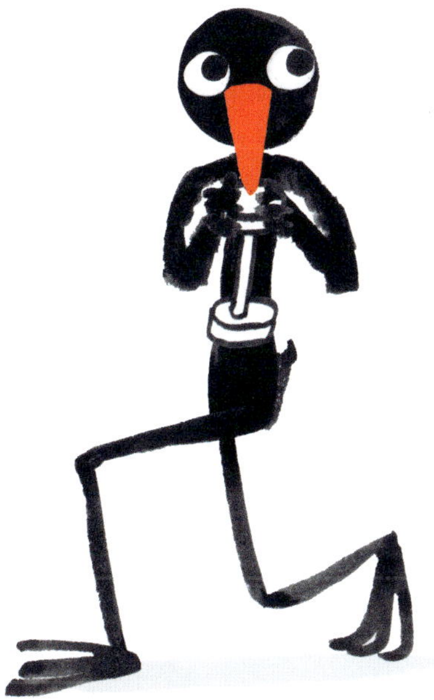

Du kannst diese Übung mit oder ohne Gewicht ausführen.

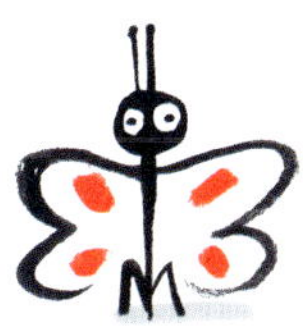

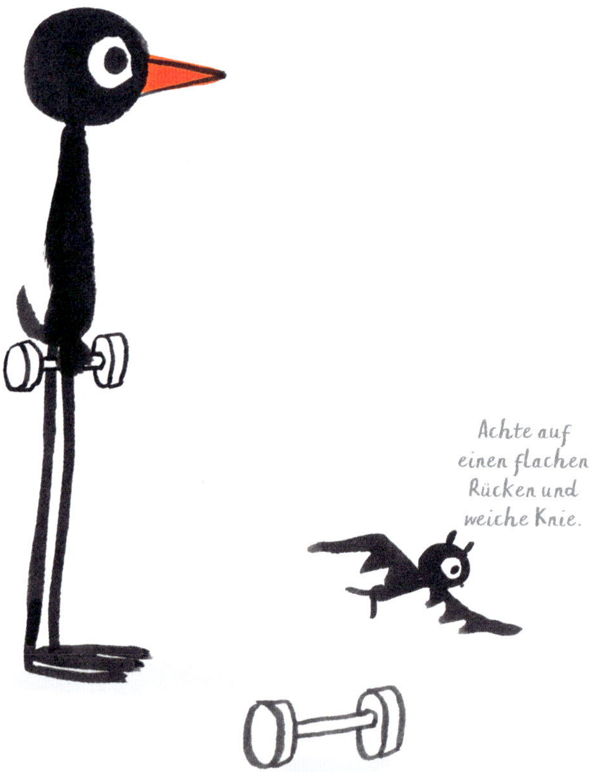
Achte auf
einen flachen
Rücken und
weiche Knie.

EINBEINIGES RUMÄNISCHES KREUZHEBEN

STELLE DICH AUF EIN BEIN. WENN DU MÖCHTEST, KANNST DU IN DER GEGENÜBERLIEGENDEN HAND EINE HANTEL HALTEN. STRECKE DAS BEIN NACH HINTEN, BEUGE DICH AUS DER HÜFTE NACH VORN UND FÜHRE DIE HANTEL IN RICHTUNG BODEN. DIE KÖRPERMITTE IST ANGESPANNT. KEHRE IN DIE AUSGANGSPOSITION ZURÜCK UND WIEDERHOLE DIE ÜBUNG AUF DER ANDEREN SEITE.

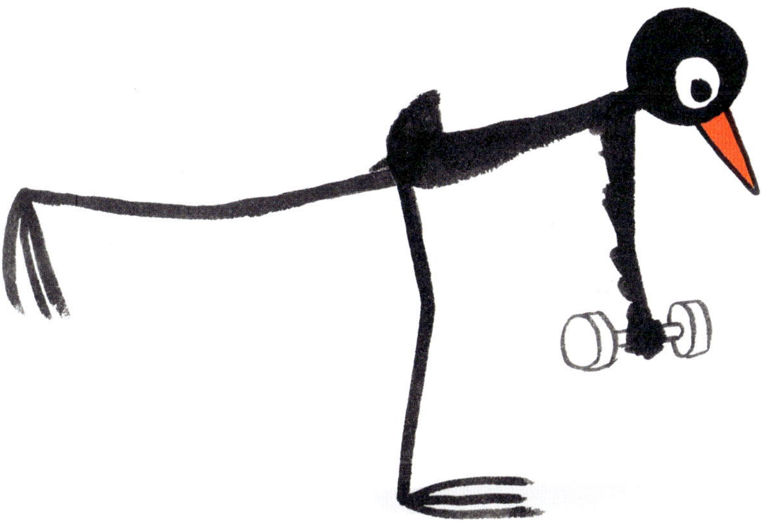

5 MINUTEN

WORKOUT FÜR DEN UNTEREN KÖRPERBEREICH

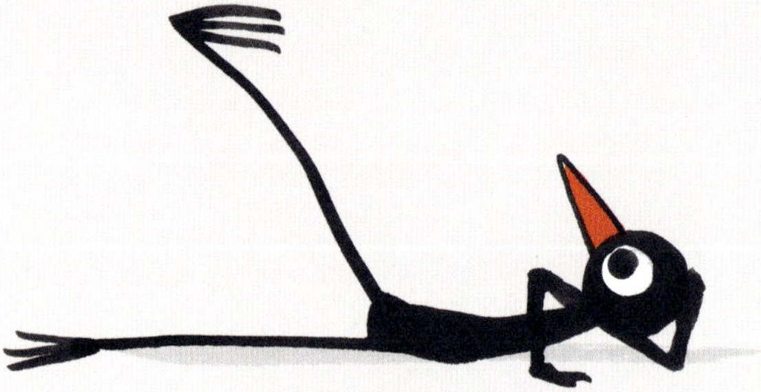

SEITLICHES BEINHEBEN

25 Sekunden pro Seite

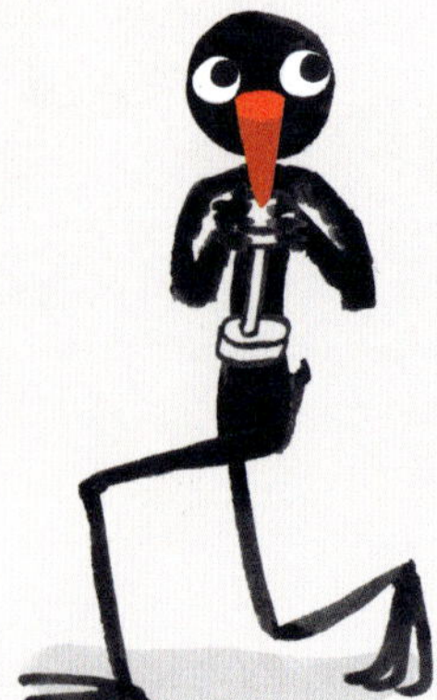

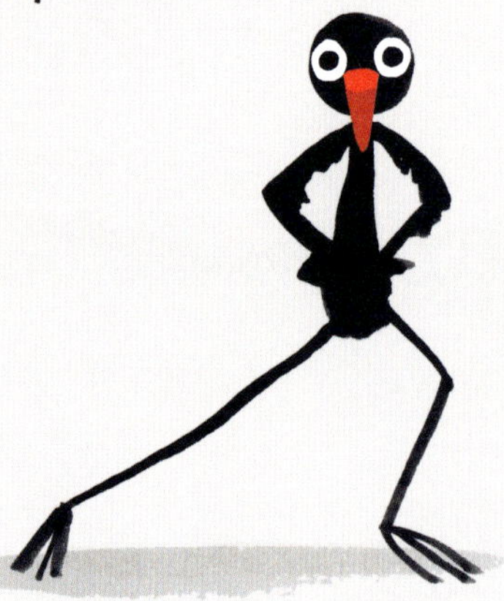

KNIEBEUGE MIT AUSFALLSCHRITT

25 Sekunden pro Seite

SEITLICHER AUSFALLSSCHRITT

25 Sekunden pro Seite

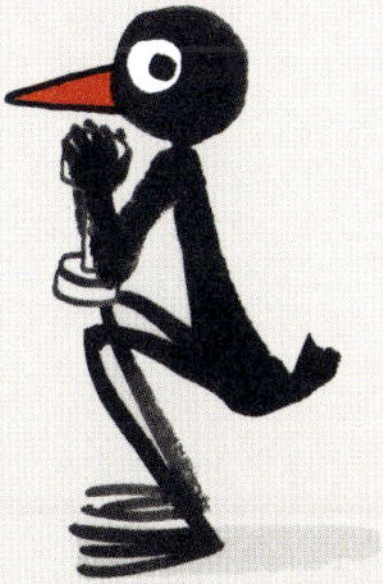

KNIEBEUGE MIT GEWICHT
25 Sekunden

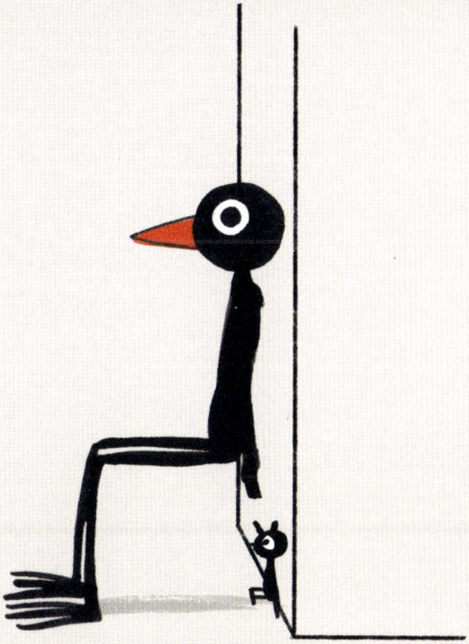

WANDSITZ
25 Sekunden

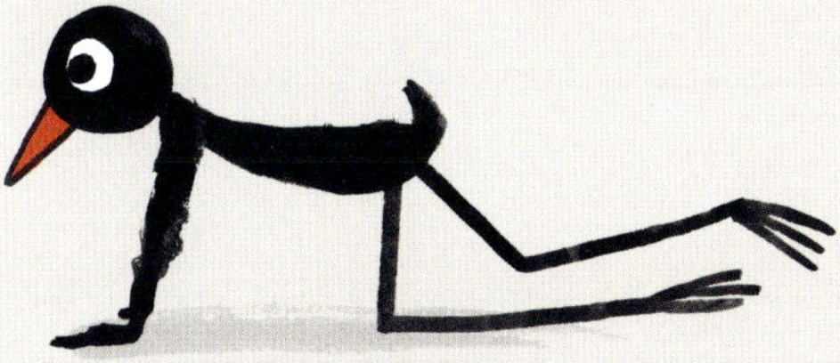

FEUERHYDRANT
25 Sekunden pro Seite

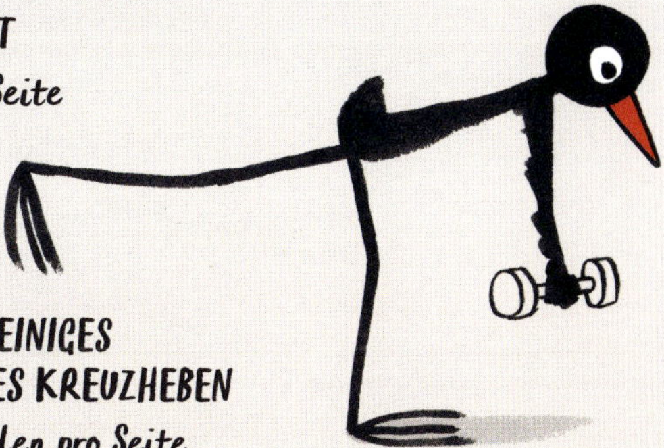

EINBEINIGES
RUMÄNISCHES KREUZHEBEN
25 Sekunden pro Seite

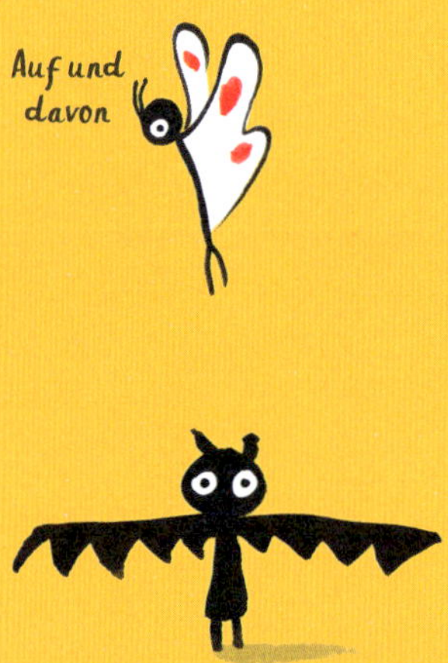
Auf und
davon

KRÄFTIGUNGSÜBUNGEN

FÜR DIE OBERE KÖRPERHÄLFTE

Das Training der Brust-, Schulter- und Rückenmuskulatur verbessert die Körperhaltung, stärkt die Kraft des Oberkörpers und erleichtert Alltagsbewegungen.

ARMKREISE

STEHE AUFRECHT, DIE FÜSSE HÜFTBREIT. HEBE DIE ARME AUF SCHULTERHÖHE. FÜHRE KLEINE ARMKREISE AUS – ERST IN DIE EINE, DANN IN DIE ANDERE RICHTUNG.

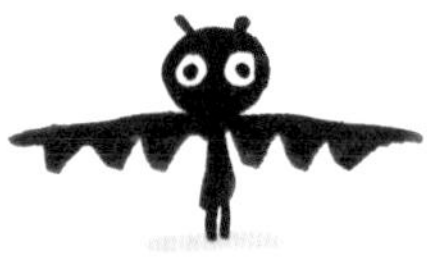

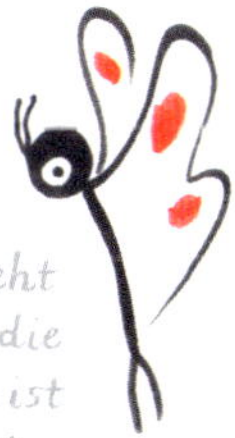

Der Blick geht
geradeaus, die
Körpermitte ist
angespannt.

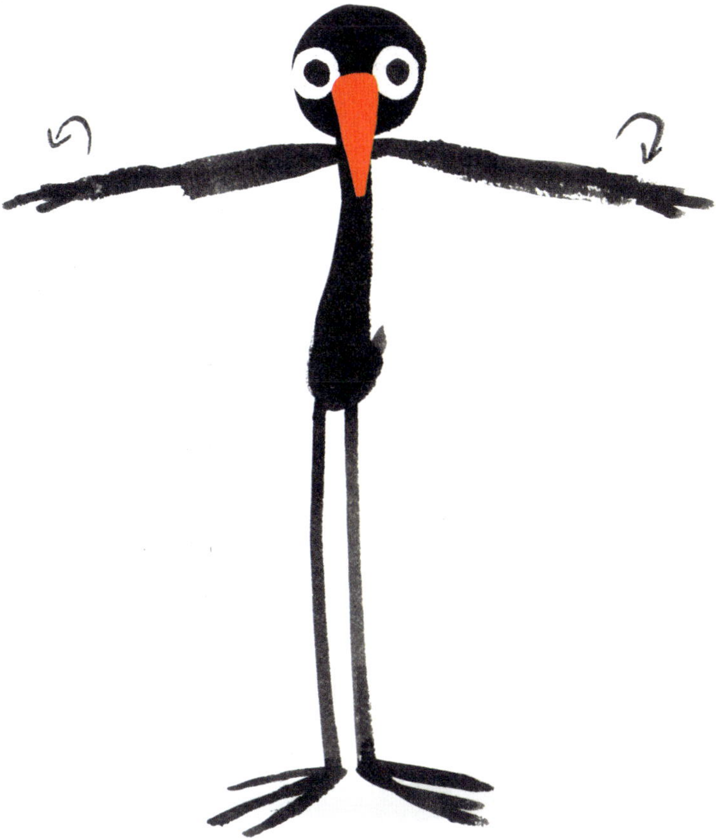

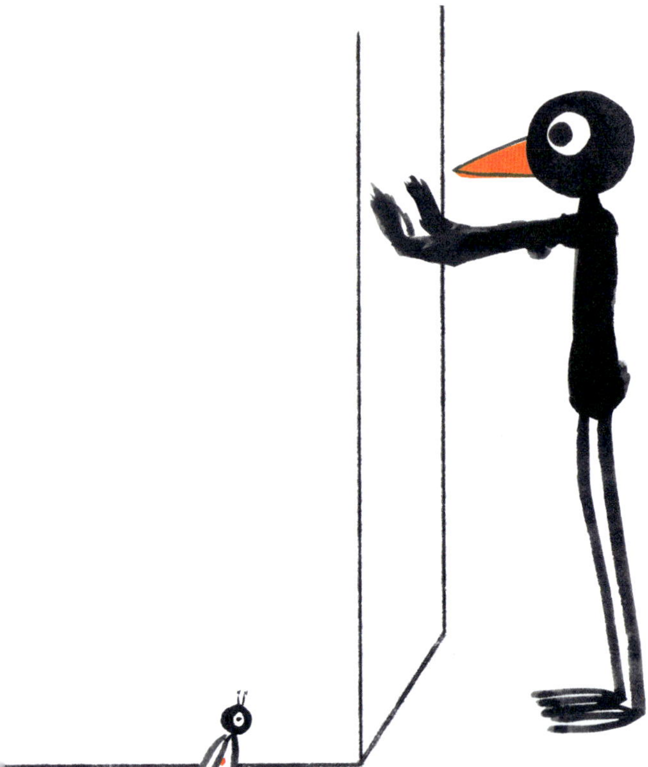

LIEGESTÜTZ AN DER WAND

DU STEHST MIT DEM GESICHT ZUR WAND, DIE HANDFLÄCHEN LIEGEN IN SCHULTERHÖHE UND -BREITE FLACH AUF DER WAND. SCHIEBE DEN KÖRPER DURCH BEUGEN DER ELLENBOGEN ZUR WAND. DRÜCKE DICH AUSATMEND ZURÜCK. HALTE DIE KÖRPERMITTE ANGESPANNT.

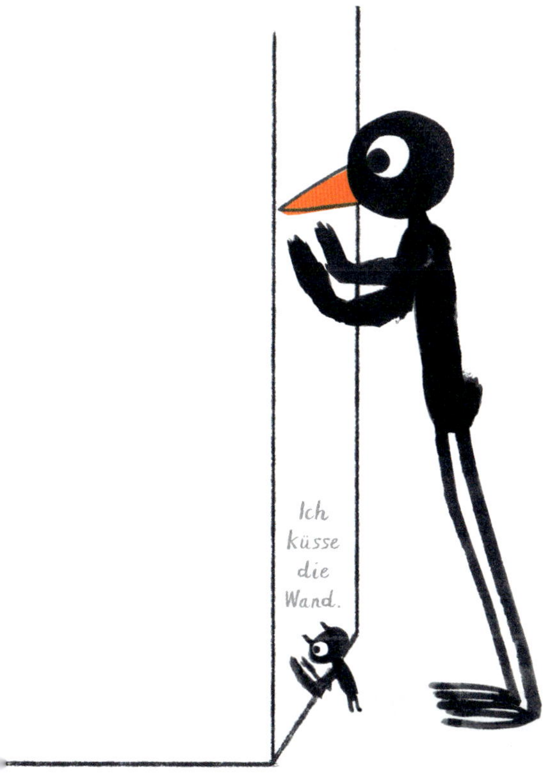

SCHULTERKLOPFEN

HEBE IM LIEGESTÜTZ JEWEILS EINE HAND VOM BODEN AB UND KLOPFE DIR AUF DIE GEGENÜBERLIEGENDE SCHULTER. WIEDERHOLE DIE ÜBUNG MIT ABWECHSELNDEN HÄNDEN. HALTE DIE KÖRPERSPANNUNG UND ACHTE DARAUF, DASS DU NICHT WIPPST.

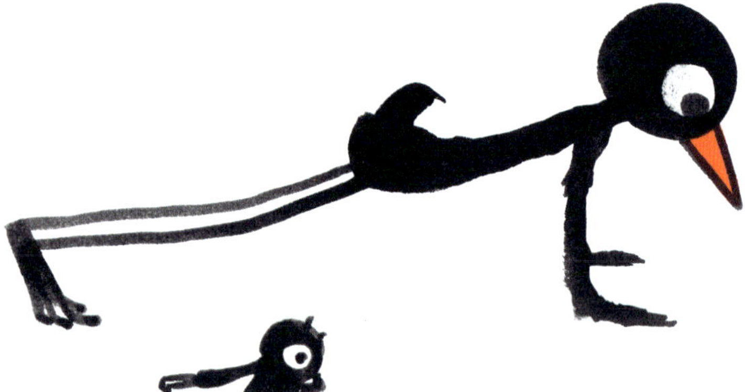

Probiere die Übung schnell und langsam.

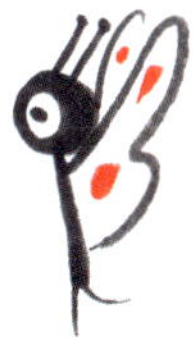

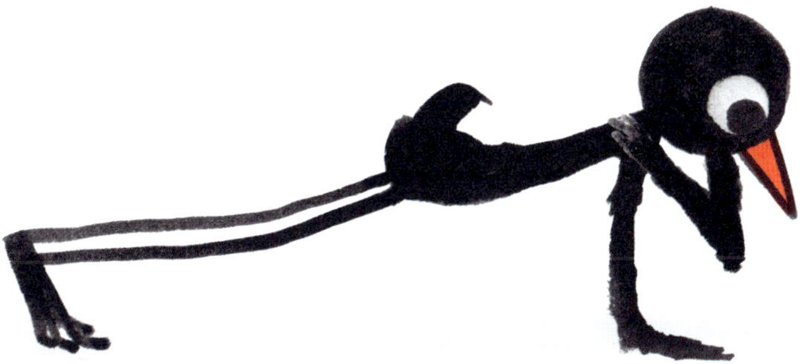

LIEGESTÜTZ AM STUHL

LEGE DIE HÄNDE AUF DIE SITZFLÄCHE EINES STABILEN STUHLS UND TRETE MIT DEN FÜSSEN NACH HINTEN. RICHTE DEN KÖRPER AUF, SODASS DIE SCHULTERN ÜBER DEN HÄNDEN STEHEN. SENKE NUN DIE BRUST IN RICHTUNG STUHL AB UND RICHTE DICH WIEDER AUF. WIEDERHOLE DIE ÜBUNG.

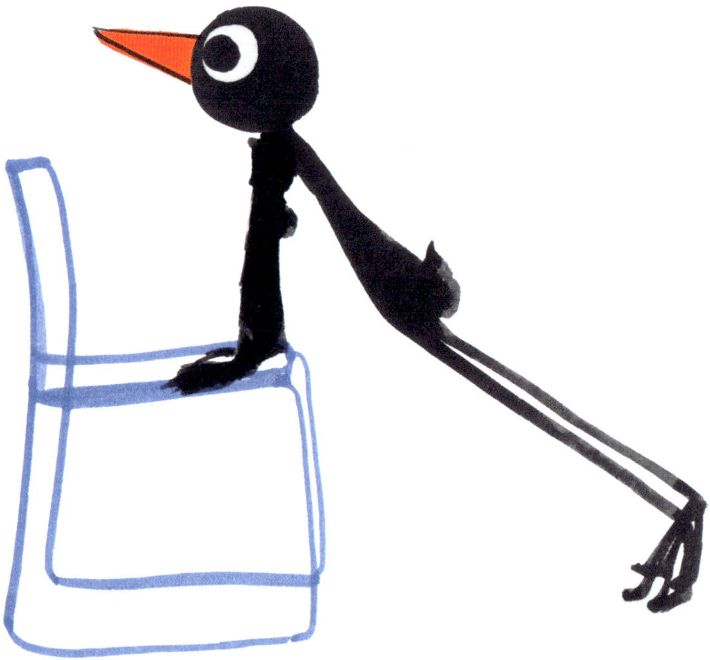

MINI-BEUGESTÜTZ

SETZE DICH AUF EINE STUHLKANTE, DIE BEINE STEHEN IM RECHTEN WINKEL. STÜTZE DICH MIT DEN HÄNDEN AUF DER SITZFLÄCHE AB UND RUTSCHE MIT DEM GESÄSS VOM STUHL. SENKE DEN KÖRPER AB, BIS DIE OBERARME PARALLEL ZUM BODEN STEHEN. BEWEGE DEINEN KÖRPER DURCH STRECKEN DER ARME WIEDER NACH OBEN. WIEDERHOLE DIE ÜBUNG.

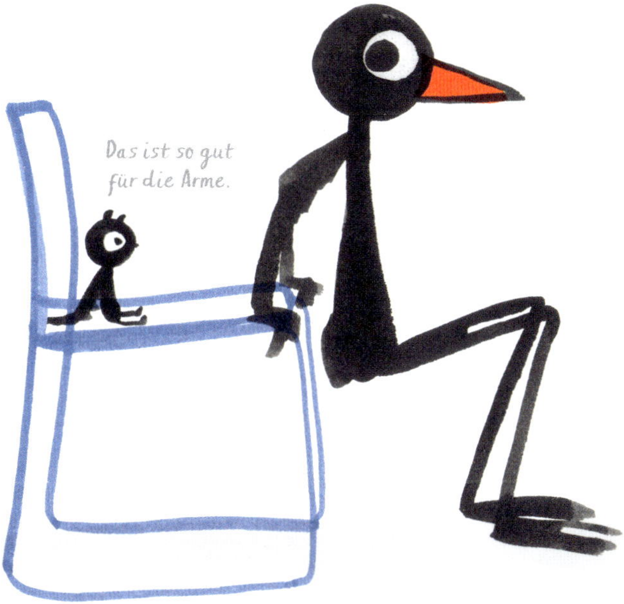

OBERARMBEUGE

HALTE DIE HANTELN SEITLICH VOM KÖRPER, DIE ELLENBOGEN LIEGEN ENG AM KÖRPER, DIE HANDFLÄCHEN ZEIGEN NACH HINTEN. BEUGE DIE ELLENBOGEN UND ZIEHE DIE GEWICHTE IN RICHTUNG SCHULTERN. ARME WIEDER ABSENKEN UND WIEDERHOLEN. LASSE DIE KNIE WÄHREND DER ÜBUNG LEICHT GEBEUGT.

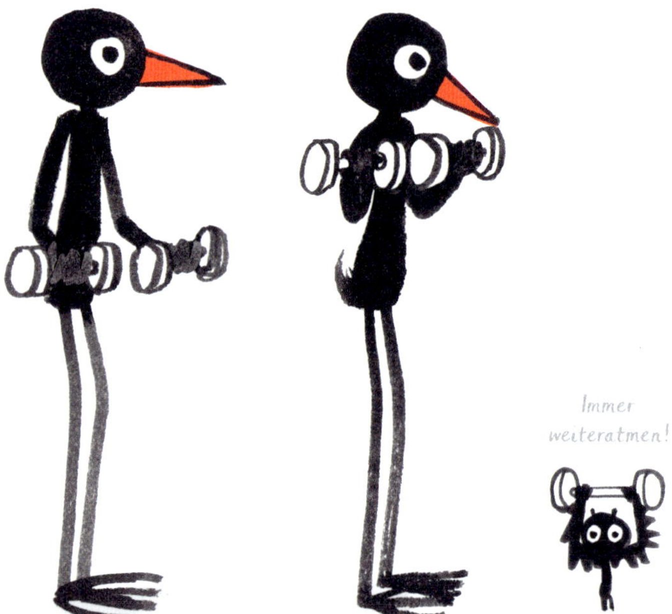

SCHULTERPRESSE

BEGINNE MIT DER AUFWÄRTS-BEWEGUNG DER OBERARMBEUGE. HEBE DANN DIE ARME ÜBER DEN KOPF, DIE HANDFLÄCHEN ZEIGEN NACH VORN. SENKE DIE ARME UND WIEDERHOLE DIE ÜBUNG.

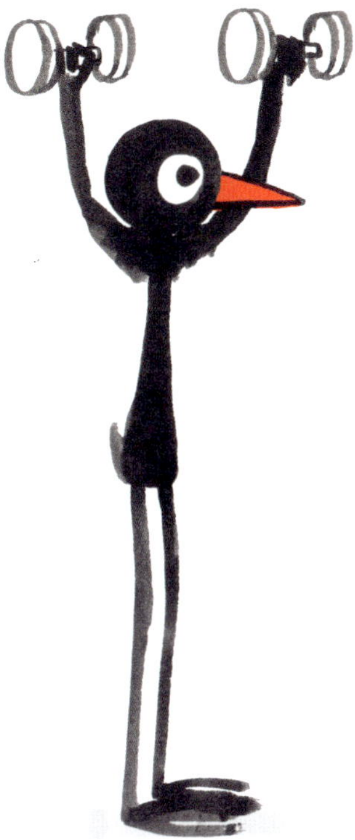

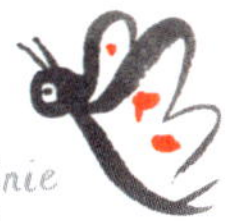

Die Knie bleiben weich.

5 MINUTEN

WORKOUT FÜR DEN OBERKÖRPER

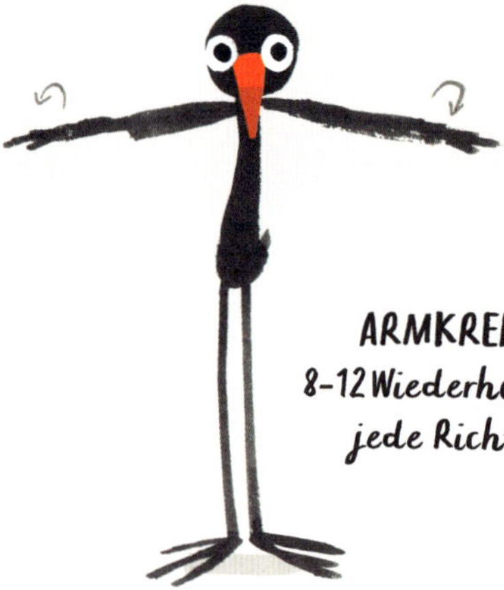

ARMKREISEN
8–12 Wiederholungen, jede Richtung

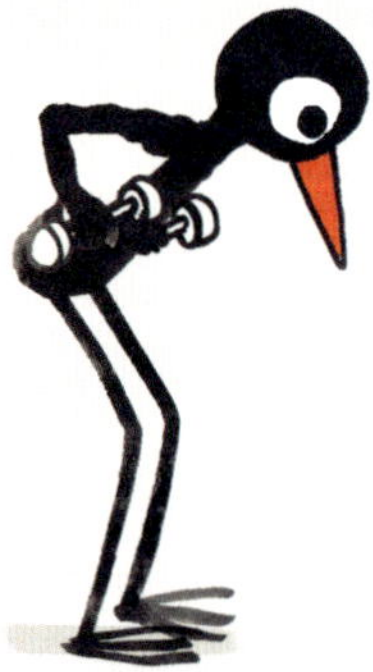

VORGEBEUGTES RUDERN
8–12 Wiederholungen

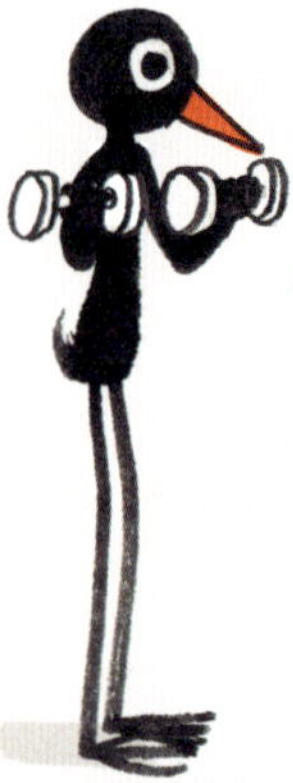

OBERARMBEUGE
8–12 Wiederholungen

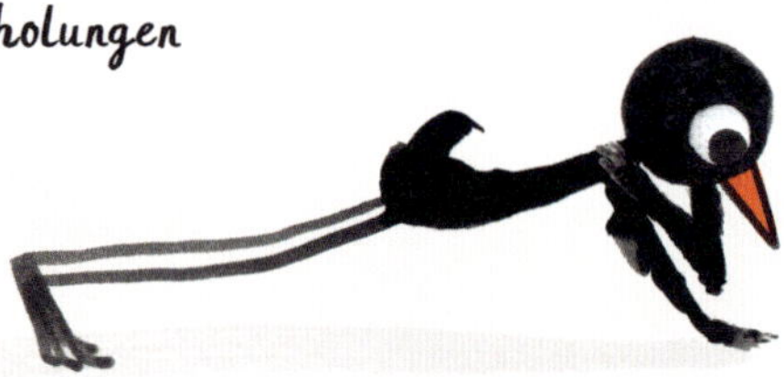

SCHULTERKLOPFEN
8–12 Wiederholungen

LIEGESTÜTZ AN DER WAND

8–12 Wiederholungen

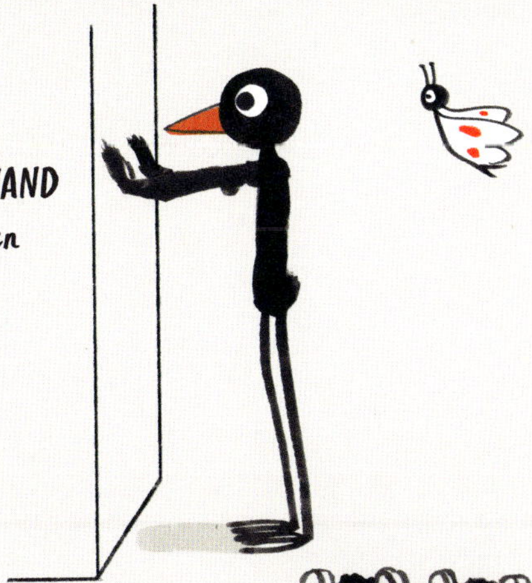

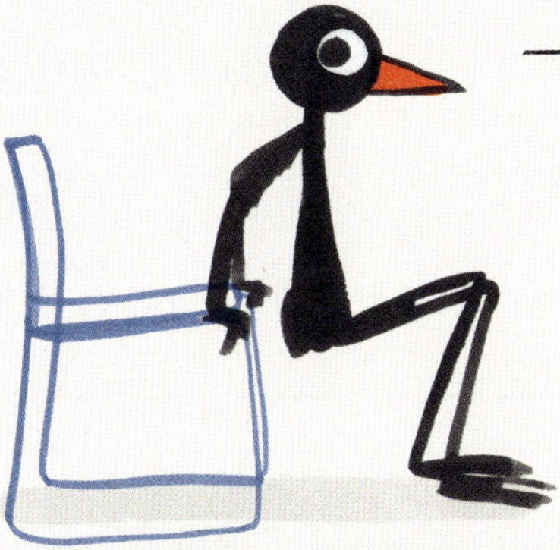

MINI-BEUGESTÜTZ

8–12 Wiederholungen

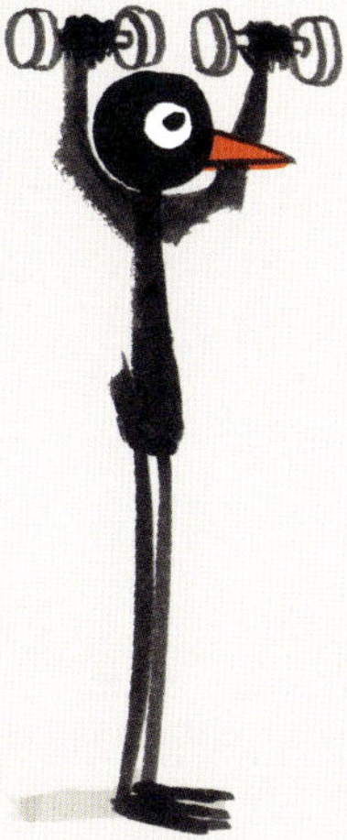

SCHULTERPRESSE

8–12 Wiederholungen

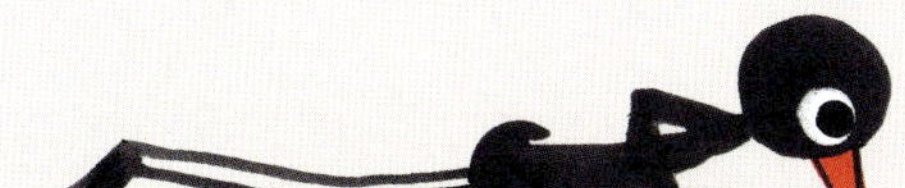

LIEGESTÜTZ

8–12 Wiederholungen

15 MINUTEN

15-MINÜTIGES GANZKÖRPER-WORKOUT

Führe die gesamte Sequenz dreimal durch und mache zwischen jedem Satz eine Minute Pause.

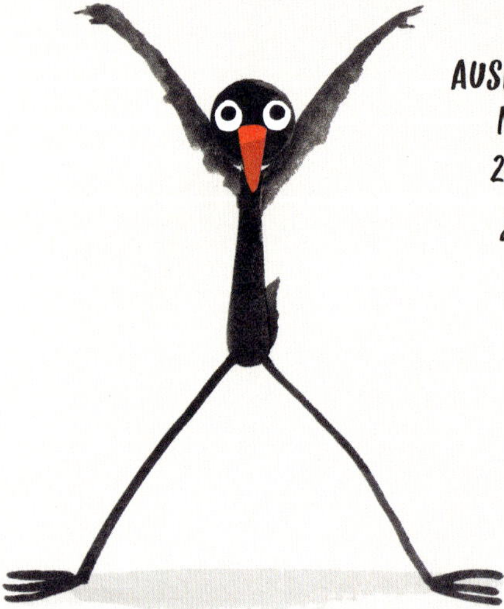

HAMPELMANN
20 Sekunden

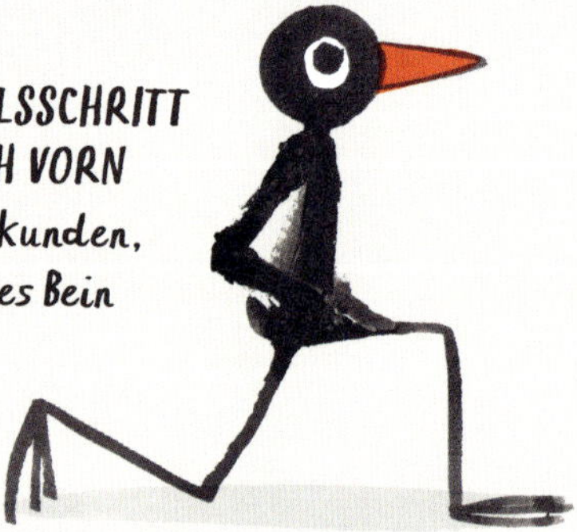

AUSFALLSSCHRITT NACH VORN
20 Sekunden, jedes Bein

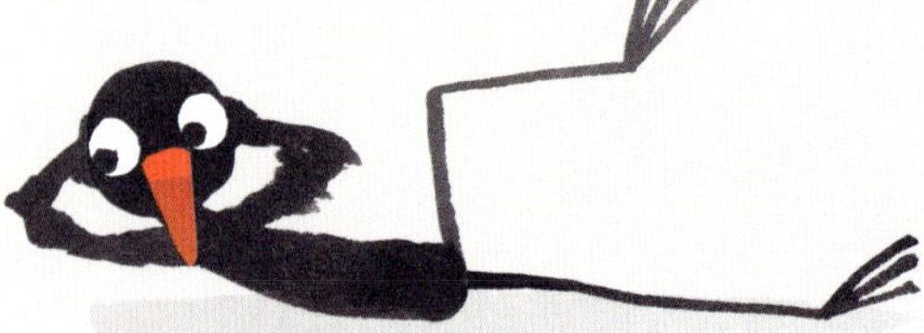

FAHRRAD-CRUNCHES
20 Sekunden

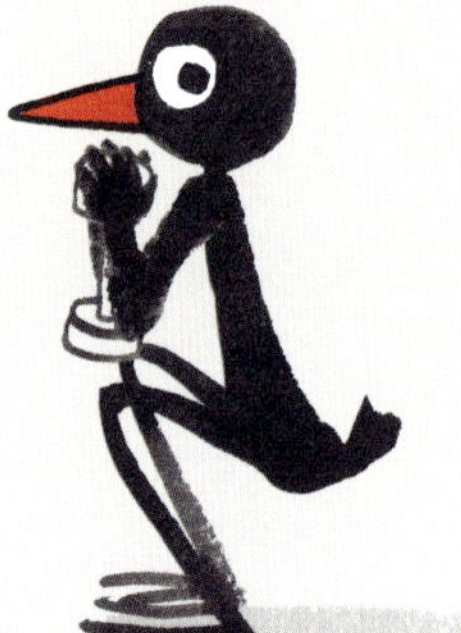

KNIEBEUGE MIT GEWICHT

20 Sekunden